中小学生中医科普读物

趣画中医

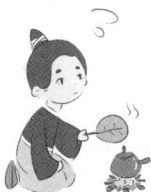

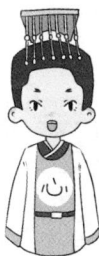

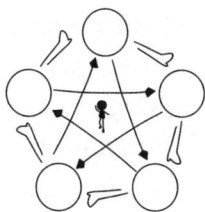

编著　王绍辉

插画　张　寒　吕胤凝

中国健康传媒集团

中国医药科技出版社

内 容 提 要

　　《趣画中医》通过图文解读和卡通相结合的形式，把中医药知识转化为通俗易懂、生动形象的小故事，便于孩子们了解中医药知识，给孩子们心中种下一颗中医药文化的种子。本书分为"中医是什么""古代名医治病趣闻""成语中的经典中医小故事""中药故事"四篇，对中医药的基本概念和趣事做了生动的介绍。本书不仅适合中小学生阅读，也适合各个年龄段喜欢中医药文化的读者阅读欣赏。

图书在版编目（CIP）数据

趣画中医 / 王绍辉编著 . — 北京：中国医药科技出版社，2024.7
ISBN 978-7-5214-4685-2

Ⅰ . ①趣… Ⅱ . ①王… Ⅲ . ①中医学—普及读物 Ⅳ . ① R2-49

中国国家版本馆 CIP 数据核字（2024）第 110211 号

美术编辑　陈君杞
版式设计　也　在

出版　**中国健康传媒集团** | 中国医药科技出版社
地址　北京市海淀区文慧园北路甲 22 号
邮编　100082
电话　发行：010-62227427　邮购：010-62236938
网址　www.cmstp.com
规格　880×1230mm $^1/_{32}$
印张　4
字数　83 千字
版次　2024 年 7 月第 1 版
印次　2024 年 7 月第 1 次印刷
印刷　河北环京美印刷有限公司
经销　全国各地新华书店
书号　ISBN 978-7-5214-4685-2
定价　**25.00 元**

获取新书信息、投稿、为图书纠错，请扫码联系我们。

前言

　　文化自信是一个国家的灵魂，同时也是一个民族的根本。中医药文化是中华文化的重要组成部分，是劳动人民长期实践以及与疾病斗争的经验积累，为中华民族的繁荣昌盛做出了巨大贡献。中医药学包含着中华民族几千年的健康养生理念及其实践经验，是中华文明的一个瑰宝，凝聚着中华民族的博大智慧。

　　从中华人民共和国成立以来，党和国家高度重视古老中医药学知识与经验的挖掘、发展和传承，强调要把老祖宗留给我们的中医药保护好、传承好、发展好，努力实现中医药健康养生文化的创造性转化。此外，还颁布了《中华人民共和国中医药法》，将中医药发展上升到国家战略高度，以使之更好地造福人类健康。中医药文化可以说与我们的日常生活息息相关，如"春捂秋冻""冬吃萝卜，夏吃姜""冬不蒙首，春不露背"等日常保健知识；如"讳疾忌医""病入膏肓"的成语来源小故事；如"秋兰兮青青，绿叶兮紫茎""采三秀兮于山间，石磊磊兮葛蔓蔓""采薜荔兮水中，搴芙蓉兮木末"等诗词，这些都充满了浓厚的中医药色彩。传承是中医药文化发展的根基，中医药文化传承的

1

不仅仅是养生保健知识与方法，还有道德情操的修养，生活习惯、科学探索精神的养成。从小学习中医药文化，不仅可以拓宽青少年自身的知识面，还可以掌握常用的保健知识；不仅可以救己，还可以助人。从娃娃抓起的中医药普及教育，是从骨子里热爱中医药事业，有利于使青少年们以更加坚定、自信的姿态，奏响新时代中医药"传承精华，守正创新"的最强音。

本书包含"中医是什么""古代名医治病趣闻""成语中的经典中医小故事""中药故事"四个篇章的内容，希望通过阅读本书，能够使大家对中医药文化有初步的了解，同时增强大家的文化自信，提高自我防病意识，为中医药文化的建设、传承和发展奠定坚实的基础。本书所涉及的故事是根据医案或者中医医理及医家专长，结合文献记载而进行的演绎，书中如有疏漏之处，恳请读者批评指正。最后，感谢山东省社会科学普及应用研究项目对本书的大力支持。

王绍辉

2023 年 10 月

目录

第一篇　中医是什么

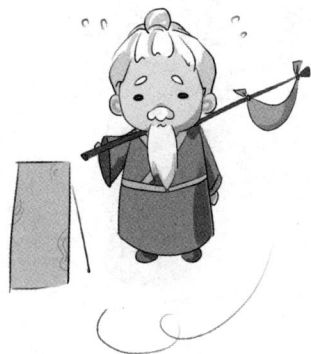

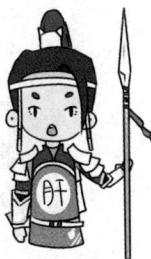

1

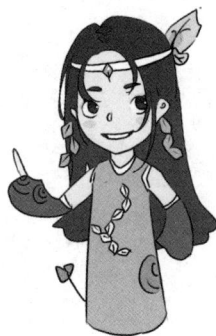

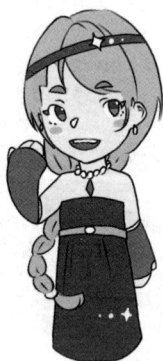

第二篇 古代名医治病趣闻

第三篇 成语中的经典中医小故事

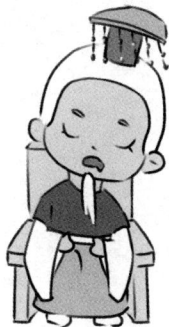

第四篇　中药故事

第一篇
中医是什么

导读

　　中医作为我国的重要传统医学，是具有历史文化沉淀的医学瑰宝，古代人对中医的相关称呼极多，这些称呼大多出自历代中医名家的事迹，蕴涵了人们对于这些名家医术与医德的敬佩之情。大家一起来看看吧！

第一节 中医常用名词

岐黄

我国上古时期有一位颇具声望的医学家叫岐伯，他精通医术，是我国最早开始记录医术的人，被后世尊称为"华夏中医始祖""医圣"。

岐伯从小喜欢学习，他长大后看到很多人因为生病而饱受病痛的折磨，于是他下定决心学习医术。传说当时中原各族的共同领袖黄帝为了钻研医术也拜岐伯为师。虽然岐伯是黄帝的臣子，但是黄帝一直都非常尊敬他，把他当作老师看待，两人经常在一起探讨医学的问题。在《黄帝内经》一书中，大部分内容都是以他与岐伯问答形式展现的。正是因为岐伯与黄帝在医学上做出的杰出贡献，今天的中国医学才能有如此的发展。这也是后世中医学中所谓的"岐黄""岐黄之术"的来源。

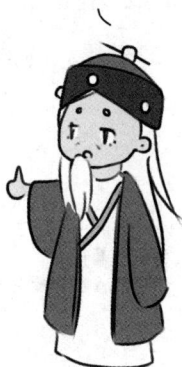

老师，怎样才能使阴阳得以调和呢？

能够知晓七损八益的道理，就可以做到阴阳调和，不能借用七损八益，就会早早衰弱。

黄帝　　　　岐伯

扁鹊

战国前期，秦国因为地处边陲，经济文化落后，所以被中原各国所歧视，各诸侯国会盟，也没有邀请秦国。为了改变这种状况，秦国的几位先王采用了兼收并取之法，从东方各国广招贤能，为各类人才创造了一个各显其能的用武之地。秦国除了重视治理国家的人才外，还非常重视医生。

有一次，秦王生病了，所有的御医都束手无策，这时只能张榜寻找能够治好秦王病的医生。扁鹊就是在这时候来到秦国，并且治好了秦王的病。扁鹊出生在卢国，他姓秦，名缓，字越人。因为以前人们认为医生治病救人，走到哪里，就将安康和快乐带到哪里，就像是带来喜讯的喜鹊。所以人们把医术高明、学识渊博，走南闯北、治病救人的秦越人尊敬地称作"扁鹊"。

扁鹊是我国中医学的开山鼻祖，他创造了望、闻、问、切的诊断方法。同时，扁鹊精通内、外、妇、儿、五官等科，应用砭刺、针灸、按摩、汤液、热熨等法治疗疾病，被尊为"医祖"。

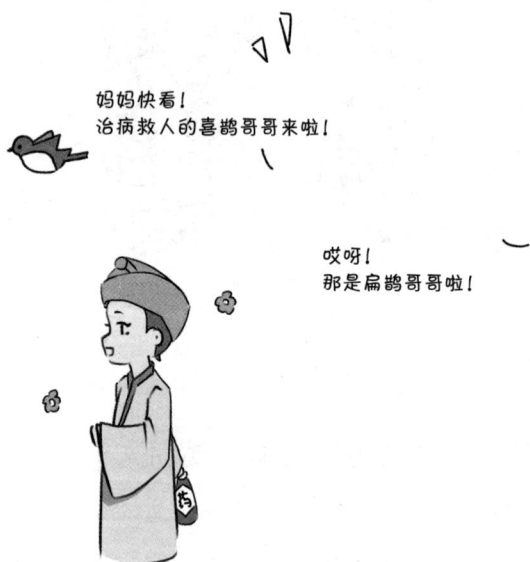

妈妈快看！
治病救人的喜鹊哥哥来啦！

哎呀！
那是扁鹊哥哥啦！

悬壶

据《后汉书》记载，东汉时有位叫费长房的人。有一天，他在酒楼上喝酒解闷，偶然看见街上有一位卖药的老人，在街头悬挂着一个药葫芦卖药。等集市散了，街上行人渐少的时候，老人便悄悄地钻进葫芦里面。病人只要吃了老人的药都能药到病除，费长房觉得这位老人不是等闲之辈。于是他买了酒肉，恭恭敬敬地去拜见老人。

老人知道他的来意后，带他一起钻到了葫芦里面，传授给他治病救人的医术。后来，民间的郎中为了纪念这位传奇的老人，就在药铺门口挂一个药葫芦作为行医的标志。人们还把行医救人喻为"悬壶济世"。

杏林

三国时期，董奉是"建安三神医"之一，与张仲景和华佗齐名。他不但拥有高超的医术，而且医德高尚，不追名求利，同时他还能够预言风雨，民众都视他为能"呼风唤雨"的仙人。他为人治病，从来都不接受别人的道谢，也不接受别人的报酬。

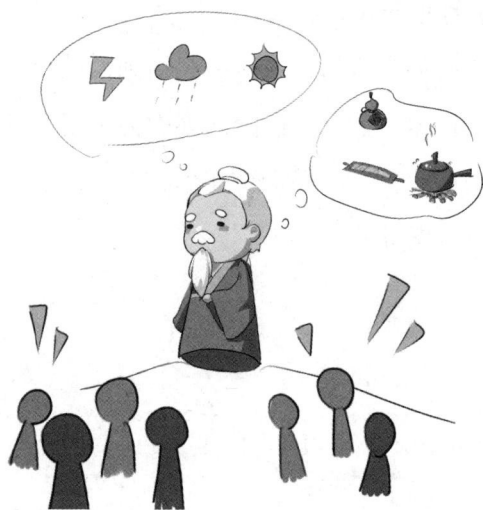

东汉末年，战乱不断，社会动荡不安，再加上慕名前来寻求"长生不老"的"仙药"和"法术"的人日益增多，这使董奉终日不能安宁，于是，他便离开家乡，周游天下，以医术济世救人。

当他看到由于常年争战而贫病交加的农民，心中十分同情，于是就在凤凰山之南六十里的一个小山坡上居住下来。他根据当地的地理、气候等条件，把江南种植果木的农业技术知识传授给当地的农民，鼓励人们在荒山坡上种植杏树以救荒致富，可惜大家都不信这位悬壶治病的"游医郎中"提倡的种杏致富方法。

于是，董奉就定下了一个奇怪的规则：得重病的人，如果被治好了，就在门前种植五棵杏树；病情不重的人，被治好了，就种植一棵杏树。就这样，十几年过去了，门前就有了很多杏树。

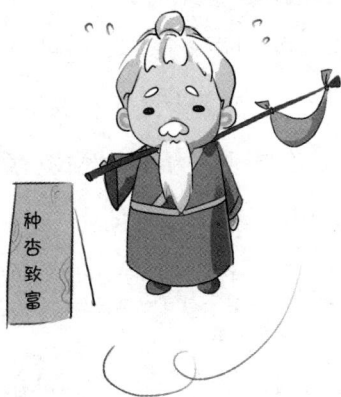

种杏致富

待到杏子成熟的时候，他就对人们说："谁要买杏子，不必告诉我，只要装一盆米倒入我的米仓，便可以装一盆杏子。"董奉又把用杏子换来的米用来救济贫苦的农民。

重病＝种五棵杏树
非重病＝种一棵杏树

董氏

这是我们种的小树耶！

对呀！对呀！

明年它们会结果子吗？

董奉去世后，后代名医纷纷效仿董奉，后来，人们在称赞具有高尚医德、精湛医术的医生时，就经常用"杏林春暖""誉满杏林""杏林高手"等词句来形容。这就是"杏林"的故事，有关"杏林"的佳话，不仅成为民间和医界的美谈，而且也成为历代医家激励、鞭策自己努力提高医技、解除病人痛苦的典范，"杏林"也就成了医学界的代名词。

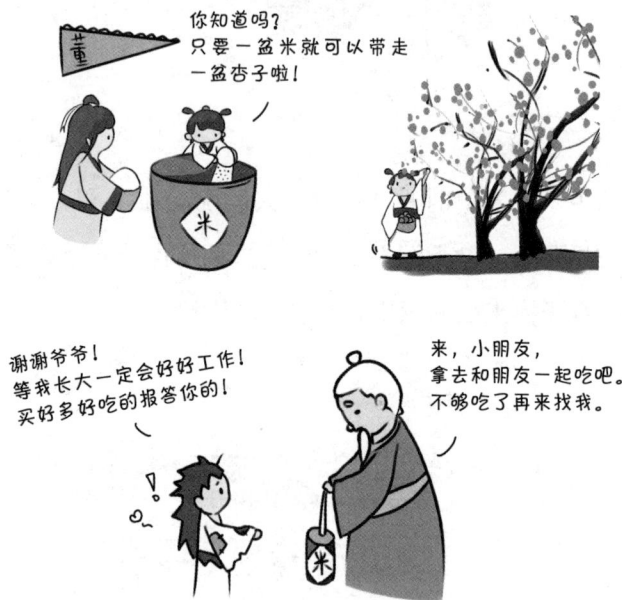

虎守杏林

传说有一次董奉在路上见到一只老虎卧在路旁的草丛中。董奉开始被吓了一跳，后来他发现这只老虎不但没有扑上来吃他，反而趴在那里满脸痛苦、喘气流涕。老虎对董奉不断地叩首呻吟，并抬前爪指着自己的嘴巴，好像在乞求帮助。

董奉好像明白了老虎的意思，他让老虎张开嘴，然后为它检查。董奉看到有一根尖锐的骨头卡住了老虎的喉咙。董奉轻抚老虎的头，让它明早再来这里，然后为它医治，老虎明白了董奉的意思，然后转身离开了。

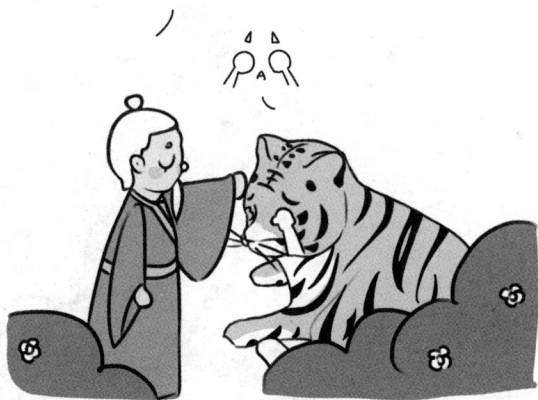

虎虎不怕，
明早你再过来，
爷爷给你治病哦！

第二天早上，董奉和老虎都按时来到了相约的地点。董奉怕在治疗时老虎因为疼痛兽性发作，咬伤自己，所以就将昨晚连夜赶制的铜环先放进老虎的嘴里，用它撑住老虎的上下颚，这样老虎就不会咬到自己了。

最后，董奉顺利地取出了卡在老虎嘴里尖锐的骨头，还为它抹上了有助于恢复的药膏。这只被救的老虎摇动尾巴点头致谢，然后转身离开了。

几天以后，老虎的伤好了，它为了报答董奉的救治之恩，特意寻找到董奉住处，从此为董奉守护杏林。

这就是"虎守杏林"的故事，被后人代代传颂，这是为了赞扬董奉与自然和谐共处的精神，以及他技高胆大、不畏凶险、普渡众生的高尚医德。而古代那些行走江湖的郎中还把铜环当成了外出时的必备之物。再后来，人们又逐渐将铜环改成了手摇的响器，既把它当作行医的标志，又把它当作外出行医的护身符。

董氏

感谢董爷爷的救治！这么好的林子，没有厉害的我来守护是不可以的呢！

再世华佗

华佗是东汉著名的医家，精通内科、外科、妇科、儿科、针灸等，尤其擅长外科。他研制出一种能麻醉全身的药物——

麻沸散，能减轻病人手术中的痛苦。

有一次，华佗在外出行医的路上遇到了一个青年。这个人一手推着小车，一手捂着肚子，脚步踉跄，脸色蜡黄，呼吸非常急促。华佗见到这个情景马上三步并作两步，上前扶住了那个要摔倒的年轻人，并且关切地询问他哪里不舒服。

那人十分痛苦地从喉咙里挤出几个字："我的肚子痛得实在受不了了！"华佗立刻为他诊治，断定他得了肠痈，也就是我们现在所说的阑尾炎，必须要立刻动手术。华佗先让他喝了一碗麻沸散，很快年轻人就被麻醉了。接着，华佗用刀切开病人腹部，割去了已经溃烂的肠子，然后把腹腔清洗干净后再缝好，涂上消炎生肌的药膏，病人很快就痊愈了。

哇哦！
我的麻沸散这么快就起效啦！

我头好晕啊！
好想睡觉！

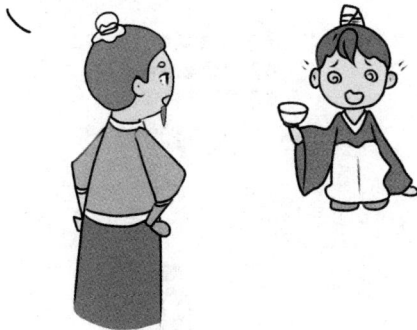

青囊

青囊原本是指古代医生装医书的囊，后来借指医术。

据《后汉书·华佗传》张冀《补注》记载，华佗在狱中的时候，有一位姓吴的狱吏，被人称为"吴押狱"。吴押狱每天都用好酒好菜侍奉华佗。华佗非常感动，于是对他说："我不久就会被处死了，遗憾的是我有一本《青囊书》还没有传于世人。您对我的大恩，我无以为报。现在我写一封信，你派人送到我的家中，让家人将《青囊书》赠给您，希望您在得到这部书后，能够继承我的医术。"吴押狱听后非常高兴，他对华佗说："我如果得到了这部书，就不再做狱吏了，我要医治天下的病人，传颂先生美德。"华佗立即写了一封书信交给吴押狱。

猜我今天又带了什么好吃的来！

真的吗？

哇！好香啊！
对了，我写过一本《青囊书》记录着我学到的医术，我想把它送给你。

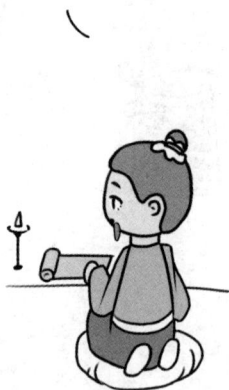

吴押狱来到金城，找华佗的妻子拿了《青囊书》。他回到狱中后，将《青囊书》交给华佗，华佗又仔细浏览了一遍后，便将这部书赠给了吴押狱。于是吴押狱便将这部书拿回家中收藏了。

后来没过几天，华佗就死在狱中了。吴押狱回到家中，想要拿出《青囊书》学习，却发现他妻子正在烧这部书。吴押狱见状大惊失色，连忙把书抢夺过来，可惜这部书被烧得只剩一两页了。吴押狱非常愤怒，但是他的妻子却说："你即使能学到与华佗一样高的医术，最后还不是落得个死在牢中，那还要它做什么！"吴押狱听后感慨万分。从此《青囊书》便失传了。

你在做什么啊！
这么重要的书怎么可以烧掉呢？！

但这书是个祸患，若是你学得过人医术怕是也要面临两难。

啊！还是妻子想得周到！我也要好好考虑这件事了。

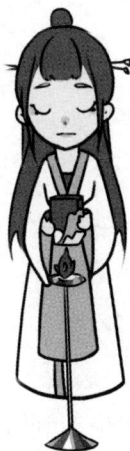

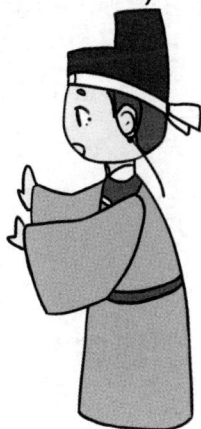

🐋 苍生大医

　　唐代有一位著名的医药学家叫孙思邈，被当时的人称为"药王"。孙思邈自幼聪颖好学，他长大后，不仅精通医术，创作了《千金要方》，还有很高尚的医德，堪称医学界的典范。他曾在《千金要方》中写道："如果有病人来就医，不管他是穷人还是富人，是敌人还是朋友，不能瞻前顾后，应该不顾昼夜、寒暑、饥渴、疲劳，一心救人，这样才可以成为苍生大医。"从此，后人便对医德高尚的大夫尊称为"苍生大医"。

> 不管病人是贫是富，是敌是友，都要不畏寒暑，一心救人才能成为"苍生大医"。

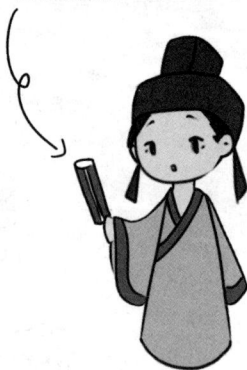

🐬 中医"抓药"

　　唐代药王孙思邈经常外出行医。他无论走到哪里，只要有好药材，他都会不畏艰难困苦地去采药。他有时进入深山老林，有时攀登悬崖绝壁，有时还穿越河川峡谷。药王每次都要采很多的药材，而各种药材不能混放串味，否则会影响药材功效。于是，孙思邈便想了个办法，他在衣服和裤子上缝了很多小口袋，每采到一种药材，就把它装到一只小口袋里，以便采药途中行医时方便用药。

孙思邈采药走到哪里，行医治病就到哪里。他每次诊病后，都是从小袋里一小撮一小撮地抓出药来，久而久之这个习惯被人们叫作"抓药"。

后来，药店出现后，为了使众多草药不混杂，同时便于分类抓取，店主便仿照药王的办法，在药柜里做了一个个抽屉，抽屉里再隔成几个方格，放置各种药材。后来又逐渐发展成了"百子柜"，这是因为药店的壁柜里有上百个抽屉，而每个抽屉又分隔成数格，老药工们就在"百子柜"里按药方又快又准地"抓药"。

第二节　各司其职的五脏六腑

肝为"将军之官"

肝脏，被岐伯比喻为一个"国家的将军"，我们都知道朝廷里文职最大的是丞相，而武职最大的是将军，大将军之职，手握兵权，震慑边疆，当然十分重要，之所以封肝为将军之官，是因为在一个国家里，将军主管着整个国家的军队，是力量的最高象征，将军要具有的性格特征就是需要有冲劲。所以说肝掌握着我们人体的军队——气血的疏通与调动。

肝主藏血。中医学认为，白天气血受心的指挥输布全身，供给各脏腑器官，以实现各种人体活动，而到了晚上，留一部分气血值班，而另一部分要归于肝中进行过滤、净化和保养，尤其在凌晨 1~3 点的这段睡眠中，肝脏这位将军正在积极地排毒和净化血液，所以这一时段的睡眠一定要保证。肝在五行中属木，对应于春天，象征着一股阳气向上冲破阴气的束缚，这就是肝的性格。所以说，肝脏是主生发的。

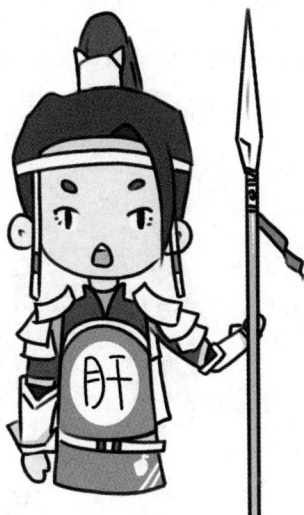

将军之官

胆为"中正之官"

所谓"中正之官",即我们所说的决断者、裁判官,刚正果决,故官为中正。说到这个中正,我们就会想到公平,但是仅仅有公平还不够,还必须要做到刚正不阿,决策果断,才能符合这个中正之官的标准,只有这样,才能够决断正确。当人犹豫不决时,需要靠胆来拍板做决定,胆能够影响一个人的决断能力,人们常说"胆大""胆小",实际上说的就是我们胆的功能,胆功能良好时,人做事果断干脆,胆功能不好时,就会表现为胆小、没主见。

我们经常说的一个成语叫"肝胆相照",是指肝与胆是兄弟,这一对脏腑是相互连通的。肝主升,而胆主降,如果胆气不降，那就会造成胃气上逆，有一句话是这样说的：肝随脾升，胆随胃降，也就是说脾胃居中焦，带动肝胆之气的升降，而肝胆正常升降，就不会出现肝病或者胆病。

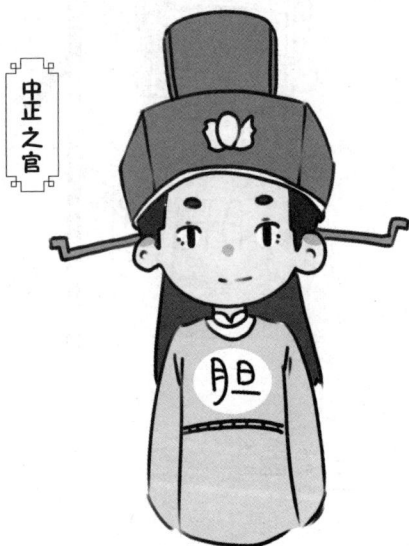

中正之官

胆

在古代，中正之官掌握着用人的原则，其原则实为君主的意愿，故中正之官还起着向下传达的作用。中正之官为之任用贤才并行令，若合之于人体，肝胆主疏泄为升降之枢，正合此意。当我们一旦遇到不遂人意之事，则会导致七情受损，因而产生郁结。长时间的郁积，就会化火，以致经络隧道拥堵，气血运行之路不通，则生痛。所以，如果木生郁火，可用柴胡、川芎之类的升发之药，把这个火发出来，就是顺应了木的特性，而小柴胡汤就是从肝胆属木的这个特性上来进行用药的。

心为"君主之官"

"心者，君主之官，神明出焉。"这个神不是神仙的意思，是内在之精神气质，五脏皆有其神，而所有的神都受心之统摄，我们都知道一个朝廷中级别最高的当属君王，谁能堪此大任呢，当数我们的心脏，之所以说心为君主，是因为心主血的运行输布，血是一个载体，把营养物质、精华之气输送给每一个脏腑器官，人体才能持续正常发展。心就像是一个国家的君主，君主掌管着一个国家的一切大事儿，君主一定要是个明君，这样老百姓才能够安居乐业，社会才会进步，如果放在人体，心一定要神明，这样我们的五脏六腑才能各自执行着自己的功能，表现为一个健康的人。

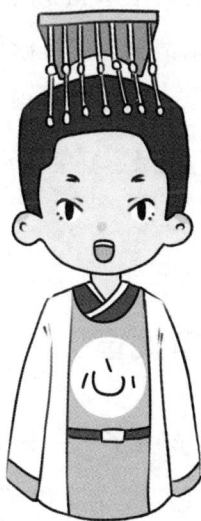

君主之官

心主宰着我们人体的血脉运行，四肢百骸的营养都依赖心脏所泵出的血液供应。此外，心还统摄着我们的精神、意识和思维活动，它的功能状态决定了我们整体的精神面貌。心主血，血运行在我们的脉管中，心与脉密切相连，脉是血液运行的通道，心推动血液在脉管中运行，进而营养全身。心脏还有运行血液的功能，这是因为心和脉是直接相连的，并且互相沟通，血液在心气的推动下在脉中不停地流动，周而复始，循环往复。我们的血管就像是流水的管道，管道里的水就像是我们的血液，心脏就像是一个抽水的泵，在泵运行的情况下，水管里的水就会不停流动。

中医学认为，人的精神思维活动与我们的脏腑有着密切的联系，而主要指的是心的生理功能，接受外来事物而产生思维活动的过程是由我们的心脏来完成的，当我们的心脏功能正常时，我们就会感到神志清晰，思维敏捷，精力充沛。当我们的心脏功能出现异常时，我们常可出现心神的改变，如出现心悸不安、失眠多梦、健忘痴呆、狂妄躁动、哭笑无常，甚至昏迷、不省人事等症状。

小肠为"受盛之官"

接下来，让我们一起来了解一下我们的小肠吧！

大家都知道，"受盛"是接受和容纳的意思，小肠之所以被称为"受盛之官"，主要是指小肠是接受营养的器官，它能够帮助我们对食物进一步消化和吸收。如果小肠火力不足，人就比较容易受凉和腹泻。

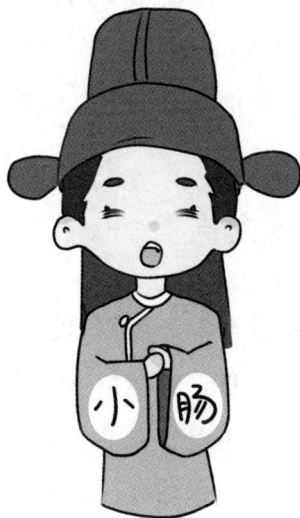

小肠如果有病，则清浊不分，水液与糟粕不能各走其道，混杂而下，本应吸收的营养精微物质和水分却与食物残渣一起下传至大肠，以致大便变稀、次数增多，同时因水液偏走大肠，导致下传膀胱的水液减少，出现小便短少而黄赤的症状。所以，中医临床上凡遇到腹泻的病人，均要详细询问其小便的情况，如果腹泻同时伴有小便明显减少而且色黄赤，多会认为病在小肠，可以用"利小便"的方法来治疗这种类型的腹泻，称"利小便之所以实大便"，往往取得很好的疗效。

在日常生活中的马路边、庭院中，有一种随处可见的草叫"车前草"，其种子叫作"车前子"，是中医常用的清热利尿药，能治疗尿频、尿急、尿痛，即尿路感染一类的疾病。自古就有医家用这味药治疗腹泻。由于车前子安全，无毒，味不苦，所以现代临床常用于治疗小儿腹泻。有报道用单味车前子炒焦研末，1岁以内小儿每次0.5g，1~2岁每次1g，1日3~4次口服，治疗小儿夏季腹泻，同时伴有小便黄赤者。

脾为"谏议之官"

接下来，我们一起来看一下我们的脾脏吧！

脾是个什么"官"呢？脾就相当于是古代的谏议大臣，就是向君主反映问题的"谏官"。脾在我们身体的中央，负责我们人体水谷精微的运化，布散精气。人体哪里出现问题，脾就会把信息传递出去。另外，脾秉性缓和、中正，不偏不倚，所以能公正地反映问题。因此就被称为"谏议之官"啦！

脾，五行属土，藏意，藏智，如果思虑过度则伤脾。脾的位置在心肺之下，而心为君主之官，肺为相傅之官，这个脾位于元首和首辅之下，就是为了使得下情上达。这个脾在人体的作用是什么呢？从《黄帝内经》来看，就是转输水谷精微。如果脾促进食物消化和吸收并转输其精微（谷精）的功能减退的话，就会影响到食物的消化和吸收，进而出现腹胀、食欲不振等；如果脾吸收，传输水液、津液，调节水液的功能异常，就会导致水液在体内停留聚集而产生水湿痰饮等病理产物；如果脾气虚弱的话，就会运化无力，气生无源，气衰而固摄功能减退，血液失去统摄而导致出血，这与脾主统血功能有关。

胃为"仓廪之官"

在古代，"仓廪"是储藏粮食的地方，胃的官职就类似于粮仓的管理员，仓廪之官可以说是后勤部门不可或缺的职务，主管着我们饮食的储备与分发。胃主要负责接受和容纳食物，并经初步消化，转化成食糜，再下传于小肠，最终形成的精微物质经脾的运化而营养全身。人们常说"能吃是福"，那么为什么这样说呢？因为人们觉得能吃说明身体非常健壮，消化功能比较好。从中医的角度来讲，脾胃功能的强弱，关系人体生命的盛衰。脾胃功能强，则人体营养充足，气血旺盛，体格健壮；

脾胃虚弱，则人体所需营养不足，身体羸弱，疾病丛生。为什么胃的功能强，身体就健康呢？这要从胃的生理功能说起。

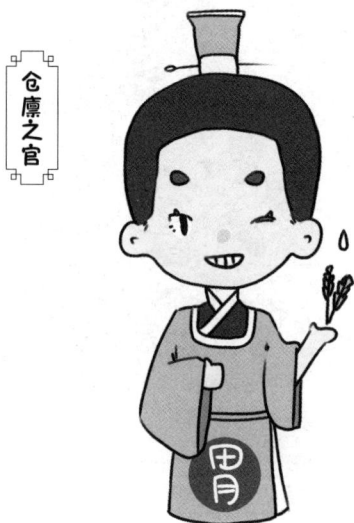

《黄帝内经》中记载："胃为仓廪之官，五味出焉。"仓，谷藏也；廪，发放。"仓廪之官"我们可以理解为管理财物并按时发放的官员。"胃主受纳"，为五味化生的本源，也是提供脏腑器官和全身营养的"仓廪"，那么，这个"仓库管理员"的主要工作是什么呢？

第一，就是胃主受纳水谷，"胃主受纳"是指胃接受和容纳水谷的作用。食物进入口中，经过食道，容纳并暂存于胃腑，这个过程称之为受纳。机体的生理活动和气血津液的化生，都需要依靠食物的营养，所以又称胃为水谷气血之海。

第二，就是胃主腐熟水谷，"胃主腐熟"是指胃将食物消化为食糜的作用。胃接受由口摄入的食物并使其在胃中短暂停留，进行初步消化，依靠胃的腐熟作用，将水谷变成食糜。经过消化后，将其精微物质由脾运化而营养全身，没有被消化的食糜则送至小肠，不断更新，这就是胃的消化过程。若胃的腐熟功能较弱，就会出现胃脘疼痛、嗳腐食臭等症。

🐳 肺为"相傅之官"

"肺者，相傅之官，治节出焉。""相傅"即宰相，又称丞相、相国。将肺比喻为丞相是对肺的重要性的形象比喻。在古代，朝廷里一人之下、万人之上的职务就是宰相，这是国之栋梁的大任，肺在心的两侧，在所有内脏的最上面，护住心脏，辅佐心脏，所以宰相之职非肺脏莫属，心肺功能是人体健康的重要指标，肺承担着给心之血加氧的责任，心脏通过动脉把富含氧气的血液送到全身，再把没有氧气的静脉血抽回来由肺加氧，这个过程保障了人体血液循环的正常运行。肺主呼吸，它的特点是节律性很强，能够把心脏泵出的能量有尺度地布散到全身，这种性格就像造律的宰相萧何一样，因此把肺称作"相傅之官"。

肺位于胸腔，左右各一，覆盖于心的上方。肺有分叶，左二右三，共五叶。肺上通喉咙，开窍于鼻，故称喉为肺之门户，鼻为肺之外窍。肺的重要功能是主气，司呼吸，肺主气，与呼吸功能有关，即肺主呼吸之气。即肺的结构像蜂巢一样有许多空隙，在肺气的作用下，呼吸时就像拉动风箱一样，一呼一吸，吸入清气，呼出浊气，保证了体内外气体的交换，并涉及人体之气生成，血液运行，津液输布代谢等。通过肺的呼吸功能，从自然界吸入清气，又把体内的浊气排出到体外，从而保证了新陈代谢的顺利进行。所以，为了保证肺主气司呼吸的功能正常，就必须使肺本身的生理功能正常，还要保持气管、支气管、咽喉等气体进出体内外的气道通畅，这也是维持呼吸正常的重要条件。肺主气的功能正常，气道通畅，呼吸就会正常自如。若肺有了病变，不但影响呼吸运动，而且也会影响一身之气的生理功能。例如，肺气不足，则呼吸微弱，气短不能接续，语音低微。若肺气壅塞，则呼吸急促、胸闷、咳嗽、喘息。此外，如果影响到宗气的生成和布散，失去对其他脏腑器官的调节作用，则会出现全身性的气虚表现，如疲倦、乏力、气短、自汗等。若肺的呼吸功能丧失，清气就不能吸入，浊气就不能排出，宗气就不能生成，人的生命也就随之终结。

其次就是肺主行水，通调水道，肺主"通调水道"，即指疏通调畅机体水液运行的通道。肺调节水液代谢的作用称为"肺主行水""通调水道"。而完成此功能主要是依赖肺的宣发和肃降功能，对体内水液的输布、运行和排泄起疏通和调节的作用。肺"通调水道"，不仅是依靠肺气的宣发，将水谷精微宣布到全身，调控腠理开合，调节汗液的排泄，还要使肺气肃降，使体内水液运行、排泄的通道保持通畅，这是维持水液代谢平衡的重要条件。另外，肺气肃降，不但能将吸入的清气下纳于肾，而且也能将体内的水液不断地向下输送，经肾与膀胱的气化作用，生成尿液后排出体外。因肺气能促进和调节水液代谢，所以有"肺主行水"和"肺为水之上源"之说。如果出现肺部疾病，通调水道功能减退，就可发生水液停聚而生痰、成饮，甚则水泛为肿。因此，临床上多采用宣降肺气，疏通水道以利水的方法进行治疗。

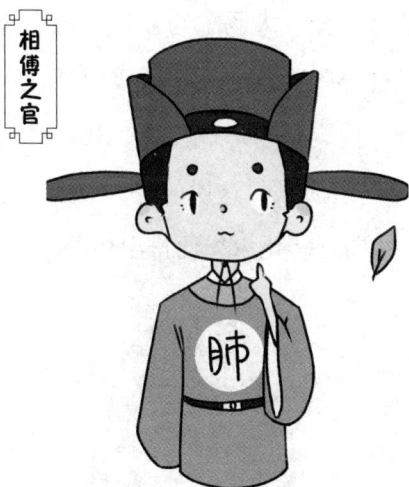

肺的生理功能正常，依靠肺气的宣发和肃降功能相辅相成，在生理情况下，宣降正常，两者相互依存、相互配合、相互制约，使呼吸保持平稳，肺气升降出入通畅，呼吸调匀。在病理情况下，宣降失常相互影响，没有正常的宣发，就没有正常的肃降，没有正常的肃降，也就不可能有正常的宣发。如果出现"肺气失宣""肺失肃降"等病变，就会出现胸闷、咳嗽、喘息等症状。由此可见，这位宰相可能是个秀外慧中的铁娘子，有娇柔清秀的一面，也有智慧果敢的一面。肺在五行中属金，为阳中之阴，是集刚强和娇柔于一身的巾帼宰相。

🐟 大肠为"传导之官"

"传导"有接上传下的意思，就好像古代的信使，将上级的指令下传至地方一样，大肠上与小肠相接，下端即肛门，主要功能是接受经过小肠吸收后剩余的食物残渣部分与水液，通过再次吸收水分，使剩余物形成粪便，排出体外。故称"大肠者，传导之官，变化出焉"。这说的是大肠能够接受身体上部传来的食物糟粕，并向下转化为粪便排出体外。

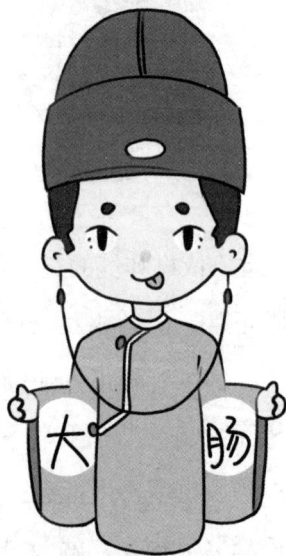

如果大肠出现问题，就会表现为大便的异常，如剧烈的腹部胀满疼痛，大便不通，这是邪与食结于大肠所引起的，要用药性较峻猛的泻下通便药，如芒硝、大黄等来祛除大肠的积滞之邪才能治愈。在夏天里，我们人体最易发生的急性菌痢，表现为发热、腹痛、便下脓血、里急后重（频有便意，解而不尽感），或肠道感染引起的腹泻、水样或糊状大便、有热臭气、肛门灼热等，这是湿热之邪郁结于大肠，所以需要用清大肠湿热的方法来治疗。民间常用一种既能当药又能当蔬菜的肉质草本植物来治疗，即"马齿苋"，又名"马齿菜、酱瓣豆草、酸味菜"。取马齿苋干品每次用 30~60g，鲜品 50~100g，水煎服，或鲜品捣汁饮，效果较好，因为马齿苋是一味很好的清利大肠湿热，同时又有解毒凉血之功的食药两用品。又如习惯性便秘，大便干结如粒，中医学认为这是大肠津液不够所导致的，我们可以用麻油、蜂蜜、香蕉、松子仁等滋润的食品进行治疗，严重时就要用润肠通便的中药进行治疗，如中成药"麻仁润肠丸"等。大便滑脱不禁、泄泻、日夜无度以及脱肛等，属大肠失固，就要用固涩大肠的方法治疗。民间有用石榴皮（干品每次10~20g，鲜品加倍）来治疗这种疾病，因为石榴皮具有很好的收敛固涩大肠的作用。

肾为"作强之官"

　　接下来，我们一起来了解一下我们的肾脏吧！在我们的五脏中，离心这君主之官最远的就是我们的肾脏了，它位于我们人体的腰部，脊椎的两侧，左右各一，别看我们的肾是天高皇帝远，但作用却不小。它为"作强之官"，那么，这里的"作强"是什么意思呢？"作强"可能跟工匠有关系，肾的"官职"就是主管技巧和发明创造。各种技巧、发明创造都是从这里面出来的。工匠是创造器物的，肾脏是创造生命的，所以肾脏就好比是一个创造生命的工匠，它具有创造力，是生命的原动力，肾在五脏的最下面，承担着我们所有的脏腑，肾的内部储藏的精气能够发挥强大的作用，就像是一个大力士。肾脏表面看起来是静止不动的，但里面却蕴藏着生机，肾精充盛则我们人体就筋骨强健，精力充沛。

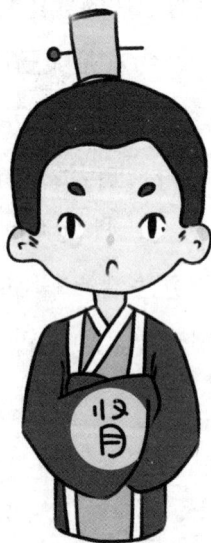

作强之官

第一，肾藏精，精分为先天之精和后天之精。肾主要是藏先天的精气。精是什么呢？精是维持生命最基本的物质。这种物质基本上呈液态，所以叫精为水，肾精又叫肾水。肾还主管一个人的生殖之精，是主生殖能力的，肾气的强盛可以决定生殖能力的强弱，所以养肾是生命的根本。同时，肾是主水的，各种液体、水的东西都储藏于肾，由肾来升发、运载。第二，肾主纳气，就是接收气。气是从口鼻吸入到肺，所以肺主气。肺主的是呼气，肾主的是纳气，肺所接收的气最后都要下达到肾。第三，主骨生髓。肾主管骨头的生长，生的是髓，在《黄帝内经》中髓主要有三种：脑髓、骨髓、脊髓。肾还主管牙齿，牙齿也是一种骨头，《黄帝内经》有一句话是"齿为骨之余"，如果牙齿早早掉落就是肾虚的表现。脑髓不足、骨髓不足都属于肾精不足、肾气不足，所以养肾是非常重要的。

膀胱为"州都之官"

在古代，我国是个农业国，郡县官员的主要职责就是负责农业生产，而农业生产的重中之重就是水资源，要管好一方的水资源。而膀胱的职能就像这样的官员，因此，称膀胱为"州都之官"。州都为河流口岸之处，膀胱是我们人体内水液所归之处。

州都之官

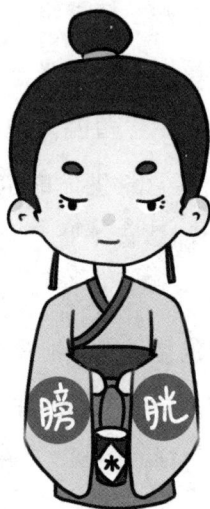

　　膀胱位于我们的小腹中央，为贮存小便的脏器，有贮存、排泄尿液的功能。人体摄入的水液经小肠分清泌浊后，多余的水液就会下输到膀胱，贮留在我们的膀胱中，当达到一定量之后才排出体外。排尿功能在正常情况下完全受主观意识的控制，即人能够自主地排尿或不排尿，中医称前者为"开"，后者为"合"，总属"膀胱气化"。当我们的膀胱当合不合的时候，就会出现尿频、尿急、尿多、遗尿、小便失禁等症状；当我们的膀胱当开不开的时候，就会出现小便不畅、尿涩痛、点滴而下、尿闭等症状。膀胱功能失常统称为"开合失司"。膀胱与我们的肾相表里，膀胱的这种气化功能，受我们的肾气、肾阳的控制，尿液得以贮存和排泄，需要我们的肾气充足。这就好像刚出生的婴儿，小便都不能自控，而老年人多有夜尿频多，甚或遗尿等症状，中医学认为，这些都与我们的肾有关，婴儿是因为肾气不充足，老年人是因肾气已衰竭。膀胱发炎时会出现尿频、尿急、尿痛、尿黄赤等症状，中医称为"淋证"，这多是因为湿热之邪下注膀胱所引起的，治疗多以清热利湿的方法为主。

三焦为"决渎之官"

　　三焦是我们人体六腑之中比较特殊的一个，决渎是疏通水道的意思，"决渎之官"就好比古代的专门负责河道工程的官员，负责水道的疏通，三焦大致分布在人体的头面、胸、腹腔部位。三焦能够运行水液，是人体水液升降出入的通道，所以将三焦称为"决渎之官"。

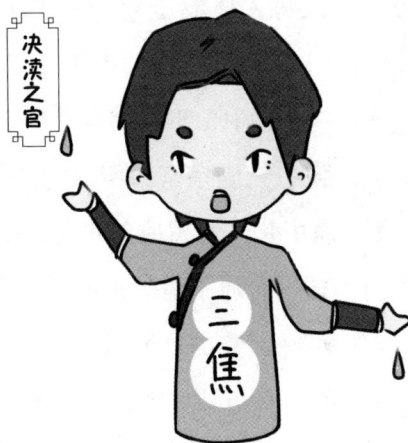

　　"三焦"是中医学中特有的名称，很难与西医所讲的任何脏器对应。其主要概念有二。

　　一是指六腑之一。古人虽然不能借助仪器看到身体中的细微组织与物质，但凭借对生理功能和病变的分析推测以及体会，也能推论我们身体中某些组织器官及其功能。如通过口摄入的水液为什么可以输送到体表，形成汗液，滋润五官九窍？由脾胃消化吸收的水谷精微，为什么能温煦体表？脏腑之间正常情况下为什么相互滋生，异常情况下会相互影响？其中必然存在一个输送气和运行水液的通道，古人将其称为"三焦"。其功能就是将源于肾的元气，以及摄入的水液均衡地输布到全身，这一过程称为"三焦气化"。如果感受外邪，影响到三焦的气化功能，就会出现小便不利、全身或局部的水肿、口干、出汗异常等气不布散，水液代谢与分布异常的一系列症状，所以说"三焦者，决渎之官，水道出焉"。治疗的方法多是通利三焦。

二是指部位。古人将人体躯干划分为三个部位：横膈以上称为"上焦"，膈以下脐以上称为"中焦"，脐以下称为"下焦"，统称为"三焦"。上、中、下三焦各有特点：上焦内藏心肺，故心肺属上焦。胸中充满宗气，所以说"上焦如雾"。中焦内藏脾胃，故脾胃属中焦。脾胃腐熟水谷，所以说"中焦如沤"。下焦内藏肝肾，故肝肾属下焦。肾主管身体多余水液的排泄，所以说"下焦如渎"。三焦的这种部位划分，在诊断与治疗上均具有很重要的价值。心与肺、脾与胃、肝与肾是相邻的脏器，病变之时，往往相互影响，共同为患。所以中医常用三焦之名来概括表达某一部位的疾病：出现心悸、口舌生疮、失眠、心烦、咯血等症状就会被诊断为"热在上焦"；出现消谷善饥、口臭、腹痛、泻下脓血便或大便干结等就被称为"热在中焦"；

出现少腹痛、带下色黄臭秽、尿血、小便涩痛等就被称为"热在下焦"。如果发热、烦躁、咯血、口中臭秽、小便黄赤、大便秘结不通等同时并见，则被认为是"火热充斥三焦"。中成药"三黄片"就是治疗这种三焦火热证的有效药物，因方中黄连、黄芩能清上、中两焦之火，大黄能泻下焦之火。

第三节　神秘的中医五行

这一节，我们来一起了解一下五行学说与我们中医五脏的关系。五行就是我国古代的一种物质观，多用于哲学、中医学和占卜方面。五行指木、火、土、金、水。

在古代，我们的前人认为，大自然是由五种要素所构成的，随着这五个要素的盛衰，而使得大自然产生变化，这不但影响到我们人的命运，同时也使宇宙万物循环不已。那么，下面我们就一起来了解一下吧！

"五行"一词，最早出现在《尚书》的《甘誓》与《洪范》中。五行：一曰水，二曰火，三曰木，四曰金，五曰土。水曰润下，火曰炎上，木曰曲直，金曰从革，土曰稼穑。润下作咸，炎上作苦，曲直作酸，从革作辛，稼穑作甘。

五行之间相邻相生，相隔相克。

相生：木生火，火生土，土生金，金生水，水生木。生为发展。

相克：木克土，土克水，水克火，火克金，金克木。克为平衡。

古人将"五行"理论应用到中医之中，讲究"五行、五气、五脏、五味、五色"，它们之间彼此联系，相生相克。五行和谐与否，直接关乎我们身体各器官的运转，哪一项强了弱了，都可能会导致我们身体出现相应的症状。所以，了解一点中医的五行理论，对于我们养生来讲也是很有必要的。

相邻相生，相隔相克

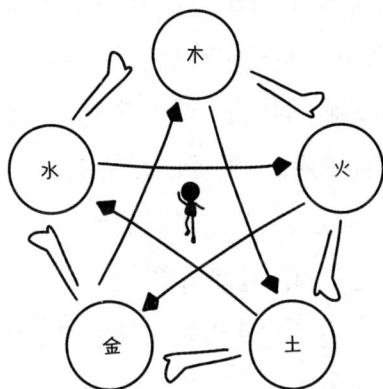

简单来说就是：

五行：火、木、土、金、水。

五脏：心、肝、脾、肺、肾。

五腑：小肠、胆、胃、大肠、膀胱。

五官：舌、目、口、鼻、耳。

五华：面、爪、唇、皮毛、发。

五味：苦、酸、甜、辣、咸。

五色：红、青、黄、白、黑。

五情：喜、怒、忧、悲、恐。

五液：汗、泪、涎、涕、唾。

五脏与五腑

首先，我们来看一下我们的五脏与五腑的关系吧！

我们的肝对应的腑是胆，所以就有"肝胆相照"这个词。胆气升发起来，肝气才能为之升发。

心对应的腑是我们的小肠，在日常生活中，中午的 11 点到 13 点是心经当令，如果我们的心不受邪，我们的小肠可能会代君（心）受过，假如我们在吸收这方面出现问题，我们就会出现一些小肠方面的疾病。小肠经当令时，如果我们出现脸红、心慌、胸闷这些现象，实际上是我们的心和小肠的表里关系出现了问题，这是心脏出问题的前兆。

而脾对应的是胃，它和胃是一种表里的关系，脾不好胃就不好，胃不好脾也会不好。他们就好比是一对夫妻，要和和睦睦才行，一方出现问题就会影响整个家庭。

肺对应的是大肠，人要大便时，一定是靠我们的肺气把大便排出来的。我们皮肤的一些症状也和大肠有关，当我们肺经出现问题的时候，中医可不直接针刺肺经的穴位，而可以通过直接取大肠经的穴位，通过泄大肠经的火来解决肺经的问题。

肾对应的是膀胱经，膀胱的气化功能取决于我们肾气的盛衰，肾气充足才能促进我们的膀胱司开合的功能，尿液才能正常地储存与排泄。

其次，来让我们再一起了解一下五谷、五果、五畜、五菜吧！

五谷：粳米、小豆、麦、大豆、黄黍。

五果：桃、李、杏、栗、枣。

五畜：牛、羊、豕、犬、鸡。

五菜：葵、藿、薤、葱、韭。

我们都知道，不同食物中所含的营养素是不同的，在日常生活中，只有做到各种食物的合理搭配，才能使我们人体得到各种不同的营养素。如桃子有益气血、生津液的作用，是理想的滋补果品；如牛肉能够补气健身，因此，古有"牛肉补气，功同黄芪"之说。

接下来，让我们来具体了解一下五行。

木

属木的时令：春季。

属木的器官：肝、胆、眼睛。

属木的情志：怒。

属木的味道：酸味。

属木的食物：青色食品。

推荐食物：白菜、包心菜和菠菜等各式叶菜。

当我们工作过于辛苦时，我们第一时间就要维护的就是我们的肝脏。因为肝脏是我们身体里集中藏血的器官，当你玩命工作的时候，它就得玩命储血。五行本来是按肝→心→脾→肺→肾这个方向相生的，肝过劳虚弱，心、脾、肺、肾就会都进入到它影响的范围，而且过劳积累的怒气也会伤肝。

如果木系的某个器官感觉不舒服，我们可以多吃一些属木的青色的食物。它们对应人体的肝脏及胆，含有大量的叶绿素、维生素及纤维素，能协助我们的器官加速排出体内的毒素。

火

属火的时令： 夏季。

属火的器官： 心、小肠、舌。

属火的情志： 喜。

属火的味道： 苦味。

属火的食物： 赤色食品。

推荐食物：红豆、红枣、胡萝卜、红辣椒、西红柿。

心属火，夏季容易上火，心绪不宁，心跳加快，给心脏增加负担，所以夏季最重要的是养心。我们除了可以多吃养心食物之外，根据五行相克原理，肾克制心火，冬季好好补养肾气是个有远见的方法。养心最好吃些赤色食物，它们对应的是同为红色的血液及负责血液循环的心脏，气色不佳、四肢冰冷的虚寒体质人更可以多吃一些。

土

属土的时令： 长夏，指在夏天中干热过去，开始下雨的一段时间。

属土的器官： 脾、胃、口。

属土的情志： 思。

属土的味道： 甘味。

属土的食物： 黄色食品。

推荐食物：橙、南瓜、玉米、黄豆、甘薯。

大家都知道，长夏多雨，是一年中最湿的时期。湿气过多就会伤害我们的脾胃，脾胃受伤就会影响我们的食欲，所以说，盛夏季节我们总是没有胃口。这时候在饮食上就要"多甘多苦"，多吃甜的食物能补充脾气，按五行来讲，属火的心滋养属土的脾，多吃苦味食物的结果也是健脾。土系器官出现问题，对应的是黄色食物。脾、胃在人体中扮演着养分供给者的角色，它们调理好了，气血才会旺盛。

金

属金的时令：秋季。

属金的器官：肺、大肠、鼻。

属金的情志：悲。悲属金，跟肺同源，过度悲伤就会造成肺损伤。

属金的味道：辛味。

属金的食物：白色食品。

推荐食物：梨、白萝卜、山药、杏仁、百合、银耳。

秋天最应该保养的就是我们的肺啦！最容易出现的病痛是咳嗽，这是五行中的金行影响。秋天草木开始枯萎，很容易让人感时伤月，心情抑郁。金系食物对应的主要是肺脏，大多是白色食物。它们性情偏平、凉，能健肺爽声，还能促进肠胃蠕动，强化新陈代谢，让肌肤充满弹性与光泽。

水

属水的时令：冬季。

属水的器官：肾、膀胱、耳。

属水的情志：恐。

属水的味道：咸味。

属水的食物：黑色食物。

推荐食物：黑豆、黑芝麻、蓝莓、香菇、黑枣、桂圆、乌梅。

在日常生活中，我们有很多人都喜欢吃外卖，而外卖吃得过多就会伤肾，这可是我们最在意的器官啦，外卖的共同的特点就是油大、盐大，这样更下饭、更香，可是咸味属水，和肾一族，适量是有益的，过度是糟糕的，如果同时面色发黑，就预示着我们的肾脏可能有问题。所以，在日常生活中，我们要少吃外卖，多吃一些黑色食物，如黑豆、香菇等，这些食物对应的是肾脏及骨骼，经常吃这些食物能够促进肾、膀胱新陈代谢，使多余水分不至于积存在我们体内而造成体表水肿，此外，还具有强壮骨骼的作用。

🐬 五色

日常生活中，我们会看到各种颜色的食物，而食物的颜色与我们的五脏相互对应，搭配合理，是饮食养生的基础。从中医角度讲，青色入肝、赤色入心、黄色入脾、白色入肺、黑色入肾。

心色是赤色，属夏天，所以红色的食品养心入血，还有活血化瘀的作用。尤其是在夏天，养心更为重要，应适当多吃山楂（红果）、番茄、红苹果、红桃子、心里美萝卜、红辣椒等红色食品。

肾色是黑色，属冬天，所以黑色的食品有益肾、抗衰老作用。尤其在冬天，更应该养肾。因此，冬天应适当多吃黑桑椹、黑芝麻、黑米、黑豆、何首乌、熟地等黑色食品。

肺色是白色，属秋天，所以白色的食品有补肺作用。因此，秋天应适当多吃白果、白梨、白桃、白杏仁、百合、秋梨膏等白色食品。

脾色是黄色，四时皆养，所以黄色的食品多补脾。尤其在长夏和每个季节的最后 18 天，应适当多吃山药、马铃薯、黄小米、玉米等黄色食品。

肝色是青色，表现为绿，所以青色食品多补肝。尤其是在春天的时候，应适当多吃青笋、青菜、青豆、菠菜等青色食品。

🐋 五味

接下来，让我们来具体了解一下五味吧。

味过于酸：酸味补肝，味过于酸，反而会伤肝，引起肝气偏盛，这样就会克伐脾胃（木克土），导致脾胃消化功能的障碍。

味过于咸：咸味补肾，味过于咸反而会伤肾，损坏骨头（肾主骨生髓），肾气偏盛，就会导致抑心气（水克火），引起心悸、气短。

味过于甘：甘味补脾，味过于甘，反而会伤脾，引起胃胀不适，还会克伐肾水（土克水），出现面黑。

味过于苦：苦味补心，味过于苦，反而会伤心，导致心肺功能障碍（火克金）。

味过于辛：辛味补肺，味过于辛，反而会伤肺，出现筋脉迟缓不利（金克木，肝属木，肝主筋），又因为肺主气，伤气可引起伤神而发生的精神衰弱。

五行学说认为五脏的特性与五行的特性十分相似，由此，延伸五行对应五脏的关系，即木对应肝、火对应心、土对应脾、金对应肺、水对应肾。

但由于中医和西医是两个完全不同的医学理论体系，所以中医的五脏，不仅仅指代西医中的肝、心、脾、肺、肾五个独立的解剖脏器，更强调的是对肝、心、脾、肺、肾所指代的五大系统及其功能的高度概括。

所以明白了五行与五脏的对应关系之后，咱们就可以来具体说下五行人的养生法则啦！

第四节　五行人该怎么养生

何为"五行人"呢？在《灵枢·阴阳二十五人》中有记载道：以木、火、土、金、水五行立论，将人分为五大类，称作"五行人"，其比较重视个性心理特征与脏腑阴阳的关系。

🐋 木形人

木形人：博爱、有恻隐之心、质朴、清高、骨骼修长、乐善好施。木旺的人性格倔强、意志坚定、宁可站着死、不愿跪着生。

总体特征：柔软、随和、情感丰富、洒脱、心胸宽广、乐观、善交朋友、清高自信、形体高长、丰姿美貌、仪表清俊、气宇轩昂、语音柔和、面色清白。

面：眉发疏秀、头隆额耸、眼分黑白、鼻长露节、面色苍青、喉结外见。

身：清秀瘦挺、下身摇摆、重心仍稳。

手：指长而瘦、掌纹多杂。

耳：瘦坚见廓、天（轮）大地（轮）小、子午不直、孔大无毫。

声：音脆而实、嘹扬高畅。

特质：发迹较迟、个性严正、耿直不阿、不爱慕虚荣、不操弄权术，但易流为固执己见。

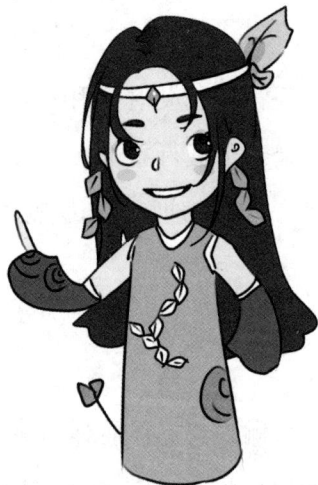

木对应的是肝脏，所以木形人要注意预防肝胆系统疾病，例如脂肪肝、肝炎、胆囊炎、胆结石、肝硬化等。日常生活中要注意养肝护肝；保持开朗的心情，避免过怒、抑郁、忧愁；多参加体育锻炼，可以促进气血循环，调整精神。

中医学认为，五行中肝（木）与绿色对应，所以建议木形人在日常饮食宜多食绿色蔬菜；还要注意疏肝理气，木形人阳气偏盛，容易着急上火，可多吃木瓜、萝卜、山楂、菊花茶、橙子、胡萝卜等食物；而油腻、黏滞的食物则尽量少吃。饮食要清淡，尽量少吃或不吃辛辣、刺激性食物，这些食物会损伤肝气，直接影响到肝。譬如生姜、辣椒这些东西要尽量少吃。多吃新鲜蔬菜、水果；不暴饮暴食或饥饱不均。如果想养肝血，可以吃枸杞、当归、阿胶这些东西，有助于养肝血。春气通肝，春季易使肝旺。肝开窍于目，若肝血不足，则易使两目干涩，视物昏花。所以中医有一句话："春令进补有诀窍，养肝明目是首要。"可以喝丹参黄豆汤，把丹参洗净放砂锅中，黄豆洗净用凉水浸泡1小时，捞出倒入锅内加水适量煲汤，至黄豆烂，拣出丹参，加蜂蜜调味更好。也可以喝猪肝枸杞子汤、枸杞红枣鸡蛋汤等。

养肝还有一条很重要就是多饮水，少饮酒。肝脏代谢酒精的能力是有限的，所以多喝酒必伤肝。同时保持五味不偏，食物中的蛋白质、糖类化合物、脂肪、维生素、矿物质等要保持相应的比例。不偏食、不偏饮也很重要。在春季开展适合时令的户外活动，如散步、踏青、打球、打太极拳等，既能使人体气血通畅，促进吐故纳新，强身健体，又可怡情养肝，达到护肝保健的目的。服饰要宽松，披散头发，形体得以舒展，气血不致淤积，肝气血顺畅，身体必然强健。

🐬 火形人

火形人：彬彬有礼、有谦让之风、神采奕奕、急躁而聪明。

总体特征：性情刚烈、感情易动、性急如火、热情爽快、待人直爽、善交朋友、尊老爱幼、弱不欺、恶不怕、见义勇为、缺乏冷静、外貌瘦小、面尖下圆、印堂狭窄、鼻孔易露、说话太急、语音激昂、喜欢说大话、有始无终。

面：眉发白黄、颧尖骨露、上尖下阔、面色红活、青露神强、唇口掀露。

身：筋骨俱露。

手：指尖节露。

耳：耳孔翻张、轮飞廓反、耳高于眉、尖长且硬。

声：焦烈急躁、如炎烈烈。

特质：积极进取、发达颇早、性急易冲动、喜怒哀乐表现非常强烈、不能逊让、易走极端。

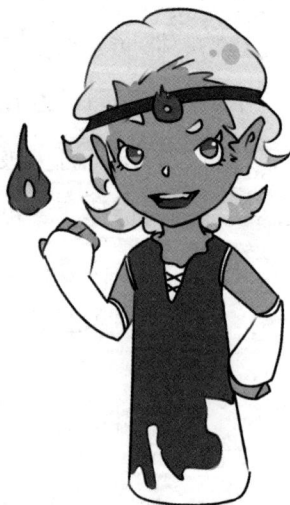

火对应的是心脏，所以火形人最易引发心脑血管疾病，如心悸、失眠、头痛、心绞痛、自汗、盗汗等。日常应格外注重养心。火行人体质一般偏阴虚火旺，火扰神明易导致性情急躁、心烦易怒，因此，应加强情绪控制，养成冷静、沉着的习惯。

中医学认为，五行中心（火）与红色对应，所以建议火形人日常宜多吃红色食物，如红枣、红豆等，还可搭配百合、莲子等，有养心安神之效；还可多吃点苦味食品，因苦味入心，有养阴、清热、除烦的功效；而辛辣刺激之品则应尽量少吃。

🐋 土形人

土形人：言行一致、说一不二、忠孝至诚、诚实守信、忠厚老实、讲信用、礼敬神佛。土旺的人喜静、易失去良机、宽宏大量、有忍耐力、坚持不懈、始终如一、变通性不强、质朴、勤劳、节约、踏实肯干。

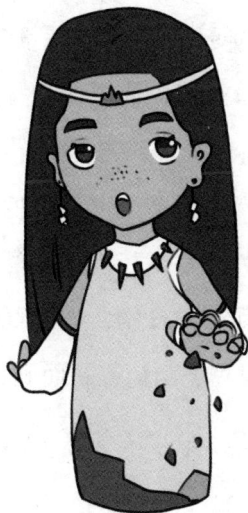

总体特征：温厚纯朴、诚实守誉、不讲假话、谨慎细心、形体粗圆、鼻大口方、面胖色黄。土旺为忌之人外表憨厚笨拙，土少薄弱之人声音混浊。

面：头顶平正、鼻大准圆、地阔方厚、唇厚颐丰、枕骨平实、面色金黄、厚发浓眉。太清神鉴：额小面广贵处人上（此为土形之征）。

身：颈粗头短、项背微隆、腰部圆垂、肉实骨重。

手：指节厚实。

耳：厚实肥大、垂珠朝口、耳色红润。

声：声出丹田、音沉响亮。

特质：端重守信、笃厚能容、负重耐劳、善于谋划、不慕虚荣、精力充沛、遇事不惧、唯动作缓慢。

土对应的是脾胃，所以土形人最容易导致消化系统疾病，如腹胀、腹痛、腹泻、便秘、黄疸、胃溃疡、十二指肠溃疡等。日常生活一定注意科学规律，注意保护脾胃功能，尤其是饮食方面，一定要注意食材新鲜，三餐定时，不可过饥过饱。

中医学认为，五行中脾（土）与黄色对应，所以建议土形人日常饮食宜多食黄色食物，特别是薯类、玉米、南瓜、小米等。还应该多吃健脾利湿的食物，如土豆、白果、大枣、薏苡仁、黄豆、白萝卜、扁豆、山药等；而肥甘厚味则应尽量少吃。

🐬 金形人

金形人：英雄豪杰、仗义疏财，有知廉耻、性格好强、刚愎自用的特点。讲义气、重名誉、自尊心强、性格孤傲、不卑不亢、针锋相对、有一定的侵略性。

总体特征：稳健有力、严肃、刚毅果决、热情、耿直、重情义、认真、秉公、自尊、开拓进取、肤白面方、眉高眼深、鼻高耳仰。

面：头圆面方、须鬓不密、齿白唇红、颧骨突起、三庭匀称。

身：背宽腹圆、胸平有肉、骨肉调匀、肤色白皙。

手：掌平方厚。

耳：耳白过面、轮廓分明、正而方直、子午相应。

声：声韵清亮、嘹远和润。

特质：颇具才华、很重义气、守法不渝、精明刚强、坚决实在、耐力特强，唯易与人冲突。

金对应的是肺脏，所以金形人容易引发呼吸系统疾病，如感冒、咳嗽、鼻炎、气管炎、肺炎、肺结核、鼻炎等。日常要注意养肺，平时宜多呼吸新鲜空气、多饮水，以保持皮肤及体内水分的充足，预防肺燥咳嗽、皮肤干燥、大便干结等症状。

中医学认为，五行中肺（金）与白色对应，所以建议金形人日常饮食应多食白色食物，能清肺润肺，让肌肤充满弹性和光泽，如百合、苹果、银耳、无花果、粳米、菌类、山药、白萝卜、豆腐、鸡肉、鲢鱼等；而辛辣燥烈之品则应尽量少吃。

水形人

水形人：足智多谋、聪明好学、有谋略、好思索、人生起伏较大。水旺者形体丰肥、性情急躁、易出祸端。

总体特征：好动健谈、行动敏捷、灵活多变、刚柔相济、水旺者命带桃花、风流多情、异性缘好、易得外财、面色青黑、语言清和。

面：面圆气浮、面阔而厚、眉发粗浓、唇厚颏满。

身：饱满浑圆、圆而不肥、筋骨内藏。

手：掌厚而软、指根粗壮、指尖圆滑、人纹手直。

耳：圆厚贴脑、耳高于眉、孔小廓显。

声：圆而滑、急而畅。

特质：圆通多智、随遇而安、人缘极佳、很懂自我保护。

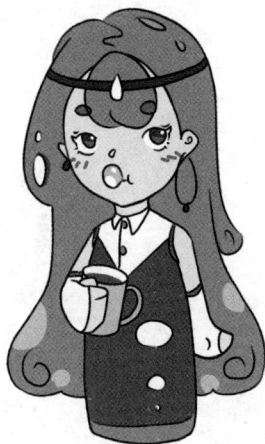

水对应的是肾脏，所以水形人要注意预防泌尿生殖系统疾病，如尿频、尿急、尿痛、肾炎、阳痿、早泄、不孕不育等。日常生活中应注意保护肾功能，特别是年轻人，要注意戒除熬夜等不良生活习惯、性生活要注意节制、多锻炼身体增强体质。

中医学认为，五行中肾（水）与黑色对应，所以建议水形人日常多吃黑色食物，如黑豆、黑芝麻等。还可多吃健脾祛湿、温热益肾之品，如山药、土豆、扁豆、鲫鱼、茯苓、狗肉、羊肉、牛肉、鹿肉等；而生冷寒凉之品则应尽量少吃。

第二篇

古代名医治病趣闻

导读

　　名医治病趣闻，既不同于单纯以猎奇为目的的传说，也不同于纯粹的医家学术经验介绍，而是一种将故事与医案结合在一起的"故事性医案"。每个医案都来自于古书的记载，既有包括事件始末在内的故事情节，也有治疗的方法等，寓医理于故事之中，您不妨一读。

第一节　张仲景蜂蜜治便秘

张仲景年少时曾经随同乡张伯祖学医，由于他聪颖博达，又能举一反三，所以医术长进得非常快。

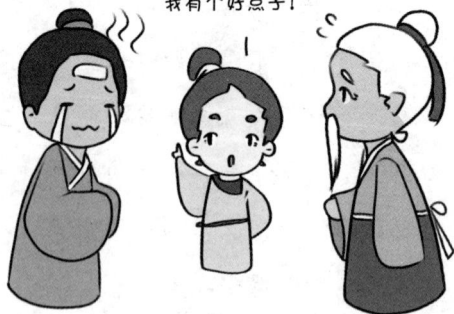

有一天，一位唇焦口燥、高热不退、精神萎靡的病人来看病。老师张伯祖诊断后认为这位病人是"热邪伤津、体虚便秘"，需用泻药帮助病人解出干结的大便，但病人体质虚弱，如果用强烈的泻药，病人身体肯定会受不了的。张伯祖一时没有好的办法，非常焦急。这时，站在一旁的张仲景见到老师束手无策，便开动脑筋思考。忽然，他眉宇间闪现出一种刚毅自信的神情，他疾步上前对老师说："学生有一个好办法！"于是将办法详细地说给老师，而张伯祖紧锁的眉头渐渐舒展开来。只见张仲景取来一勺黄澄澄的蜂蜜，把它放进一只铜碗，就着微火煎熬，并不断地用竹筷搅动，渐渐地把蜂蜜熬成黏稠的团块。等到稍微凉一些后，张仲景便把它捏成一头稍尖的细条，然后将尖头朝前轻轻地塞进病人的肛门。不一会儿，病人便拉出一大堆腥臭的粪便，病情顿时好了一大半。由于热邪随粪便排净，病人没有几天就康复了。张伯祖对这种治法大加赞赏，逢人便夸奖自己的学生。

用蜂蜜做的话不会像泻药那么伤人的身体，请试试吧！

嗯嗯好！
多谢你啦！
你这样刻苦而又聪颖的小孩长大以后也会成为被世人传颂的神医的！

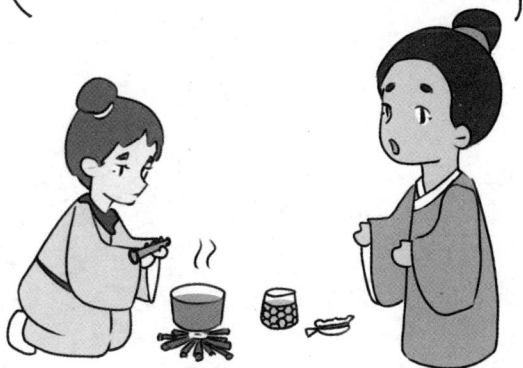

后来，张仲景在总结自己治疗经验，创作《伤寒杂病论》时，便将这个治法收入书中，并为它取名为"蜜煎导方"，主要用来治疗因伤寒导致津液亏耗过多，致使大便硬结难解的病证。

第二节　孙思邈葱管治尿闭

孙思邈是我国古代著名的医学家，他记载了用葱管导尿的方法。

呜呜，救救我吧。医生，我的肚子胀得实在难受。

他的身体盛不下那么多尿，吃药恐怕是来不及了。用根管子来辅助是最好的办法了。

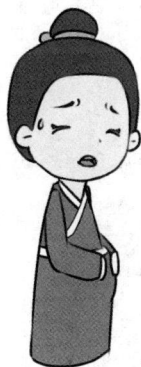

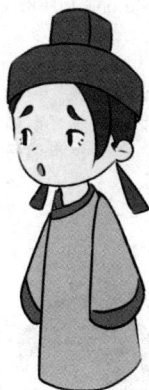

有一次，一位得了尿闭症的病人找到他，非常痛苦地对他说："救救我吧，医生。我的肚子胀得实在难受，尿脬都快要胀破了。"孙思邈仔细打量着这位病人，只见他的腹部像一面鼓一样高高隆起。病人双手捂着肚子，呻吟不止。孙思邈眉头一皱，心想："尿流不出来，大概是排尿的口子不灵。尿脬盛不下那么多尿，恐怕吃药是来不及了。如果能想办法从尿道插进一根管子，尿也许就能排出来了。"

于是，孙思邈决定试一试。可是，病人的尿道很窄，到哪儿去找那种又细又软的能插进尿道的管子呢？他正在为难时，忽然瞥见邻居家的孩子拿着一根葱管吹着玩。孙思邈顿时眼睛一亮，自言自语地说："有了！葱管又细又软，而且中间是空的，我不妨用就它来试试。"他找来一根细葱管，切下尖头，小心翼翼地将它插入病人的尿道，并像那小孩一样，鼓起两腮，用劲一吹。果然，病人的尿液从葱管里缓缓流了出来。待尿液放得差不多后，他将葱管拔了出来。这时，病人也不那么痛苦了，于是连连向孙思邈道谢。

你看！
葱管又软又细，而且中间是空的，它应该会有很好的效果。

嗯嗯！
是这样的，那就试试吧！

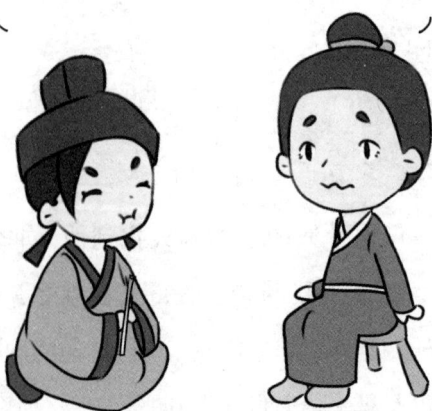

第三节　钱乙黄土治肾病

钱乙是宋代著名的儿科医生，他编著了《小儿药证直诀》这部书，人们尊称他为"儿科之圣"。

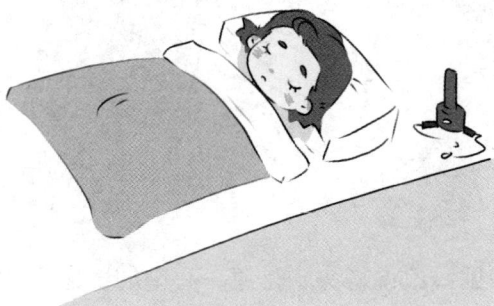

你说皇子这一病，过了也有许久，怎么就总是不见好转呢？

不只这样呢，今早上我还看见皇子的被子一抖一抖的，好像在抽搐，这可怎么办呀！

有一次，宋神宗的儿子突然生病，请了不少名医诊治，病情不但不见好转，反而越来越重，最后竟然开始抽搐了。皇帝见状十分着急。这时，有人向皇帝推荐钱乙。钱乙被召进宫后，皇帝见他身材瘦小、貌不出众，有些小看他，但既然召进来，也只好让他为儿子诊病。钱乙从容不迫地诊视一番，然后要过纸笔，写了一帖"黄土汤"的药方。宋神宗疑惑地接过处方一看，只见上面有一味药竟是黄土，不禁勃然大怒道："你真放肆！难道黄土也能入药吗？"钱乙胸有成竹地回答道："根据我的判断，皇子是肾出了问题，肾属北方之水，按照中医五行的原理，土能克水，所以皇子的病应该用黄土来治。"

怎么有一味药是黄土？
难道这个也能入药吗！！

皇子的病位应该是在肾，肾属北方之水，而土又克水，所以应该用黄土来治疗。

　　宋神宗见钱乙说得头头是道，心中的疑虑渐渐消除。这时皇子又开始抽搐了，皇后在一旁催促道："钱乙在京城里很有名气的，他的诊断很准确，请您就不要再犹豫了。"于是，皇帝命人从灶中取出一块焙烧过很久的黄土，用布包上放入药中一起煎煮。病人服下药后，抽搐的症状便很快就止住了。而用完两剂药后，病人的身体竟然完全康复了！这时，宋神宗才真正信服钱乙的医术，提拔他做了太医丞。

钱哥哥好厉害呀！
只吃了两次药我就完全康
复了呢！

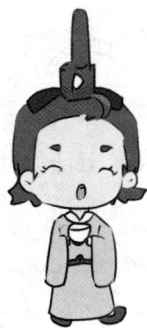

不错不错，他的医术的确
高超，应当给予他更好的
条件来治病救人才是！

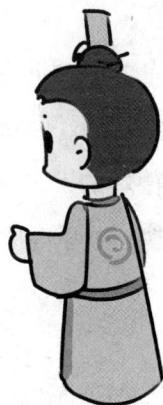

第四节　张子和巧法治惊证

张子和是金元时期的著名医家，他善用攻法治病，人们常称他为"攻下派"。不仅如此，他还是心理疗法的一代大师。曾经有一个叫卫德新的人，他的妻子在一次途中住店时，晚上遇到一群强盗抢劫，被吓得从床上跌到地上。

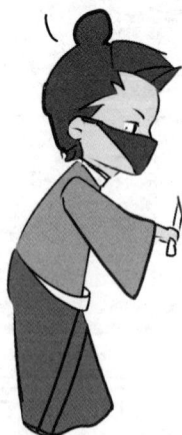

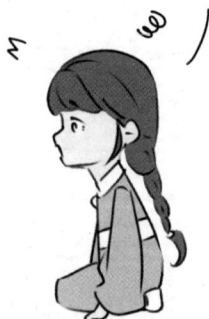

从此以后，她凡是听到些许声响，就会昏倒在地，不省人事。卫德新四处寻医访药，一直没有治好妻子的病。后来，他

找到了张子和，张子和经过细心观察、分析，认为病人属于胆气伤败，应该采取心理疗法。于是，他让两名侍女抓住病人的两只手，将她按坐在高椅上，然后在她的面前放上一张小茶几，张子和指着茶几说道："请您看这里！"话音未落，只听"砰"的一声，张子和用棍打在茶几上。病人看到这个场景吓得大惊失色，可张子和却说："我用棍子打茶几，您怕什么呢？"等病人稍稍安定了心神，张子和又开始敲打小茶几，这回病人就不那么惊怕了。于是张子和重复以上动作，还用手杖敲门，又暗中让人划病人身后的窗户纸。

哇，你怎么突然打桌子！吓了我一大跳！

砰！

病人逐渐不再惊慌了，她笑着问张子和道："您这是什么治病的方法啊？"张子和回答说：《黄帝内经》记载'惊者平之'。平，就是平常的意思，如果习惯了，自然也就不再惊慌了。对于受惊的人，在治疗时要设法让他们对受惊的事情感到习惯，使他们觉得跟平常一样。"张子和的这番解释，说得病人心服口服。当晚，张子和又派人敲打了一夜病人的门窗，从那以后，病人即使听见雷响也不再感到恐惧了。

医生，医生！我真的不会再怕那些怪怪的声音啦！

嘿嘿！这很简单啦！要记得保持平常心。

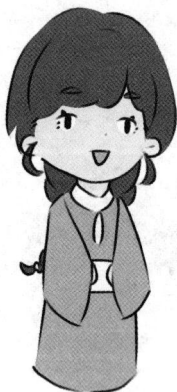

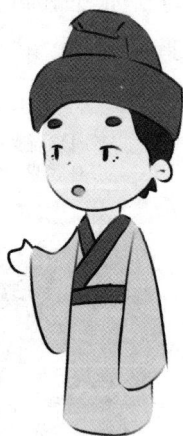

第五节 李东垣苦思出奇方

在金元四大家中，与张子和攻邪学说针锋相对的是李东垣，他主张使用温补脾胃的方法治疗各种疾病，后人称他为"补土派"。李东垣的可贵之处，在于他能将书本上的知识与实际生活中的情况相结合，他还常常提出一些与其他医生不同的治病方法，挽救了不少病危的患者。

一次，汴京酒官王善浦得了小便不利的病，这种病的症状是眼球突出，肚子胀得像鼓一样，膝盖以上坚硬得像要裂开一样，连饭都吃不下，眼看就命在旦夕了。最开始他请来的医生，都给他服用甘淡渗泄的利尿药物，结果都没有效果。

眼看着病情越来越重，王善浦最后慕名请到了李东垣为他诊治。待李东垣仔细检查后说："这个病太复杂了，按一般常用的方法是不能奏效的，请让我回家好好想一想吧。"东垣回家后，边默诵《黄帝内经》边回想病人的症状，一直到深夜。忽然他掀起被子一跃而起，连声说道："有办法了！有办法了！"

原来，在《素问·灵兰秘典论篇》中记载着："膀胱者，州都之官，津液藏焉，气化则能出矣。"东垣想："病人小便出不来，是气化不利的缘故。前面的医生用甘淡渗泄的药本来能促气化，但是为什么没有效果呢？而王冰在注释《黄帝内经》时说'无阳者，阴无以生；无阴者，阳无以化'。这说明气化的过程是靠阴精和阳气共同作用完成的，甘淡渗泄药虽然能化阳，但是病人病久伤阴，有阳无阴，所以气化仍然不能正常进行。"于是，第二天一大早，他就满怀信心地来到病人家中，开了一张"群阴之剂"的方子。病人服用药后，疾病果然慢慢好起来了。

你的情况实在是十分复杂，我要回家想一下，找一个一定可以成功的方法。

第六节　朱丹溪巧治腰痛

有一天，元代大医学家朱丹溪出诊时，他在城门外看见一群流氓在欺负一个农民。这个流氓夺过旁人的扁担，趁对方没有防备，狠狠地朝农民后背腰脊处打过去，只听见农民一声惨叫，顿时脸孔蜡黄，一头跌倒在地上。

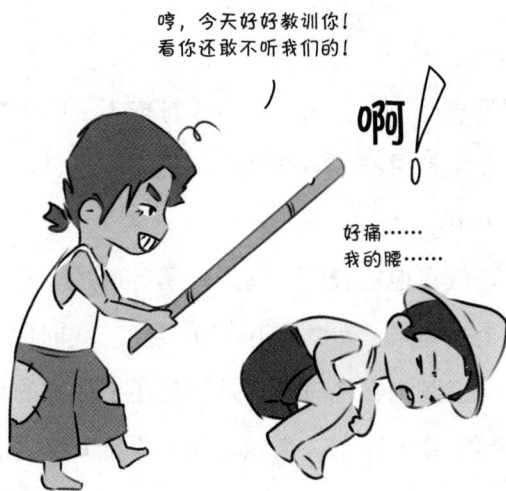

朱丹溪赶紧分开人群冲了上去，接住打手的扁担，抬起脚就朝农民受伤的腰脊处踢了一脚，然后轻描淡写地说："算了，

算了！"围观的人们大为惊讶。

算了，算了。
你们不要再欺负人家了。

咔

　　流氓们见自己占了上风，一向爱打抱不平的朱丹溪也没有替农民说话，于是说："看在朱先生的面上，这回饶了你！"说完就扬长而去了。

　　这时，跌倒在地的农民大骂朱丹溪。可是朱丹溪见这农民自己能从地上站起来，却微笑道："不要急。我问你，当时你挨了一扁担，马上跌坐在地时，你是不是还记得你的耳朵里发出了嗡嗡的声音，而且下肢一阵麻木呢？"农民想了想说："对，是这样的。"朱丹溪说："我踢你一脚，是因为你的腰部当时已经受损移位，如果不及时复位，将会导致终身瘫痪。那么，我踢了你之后，你又感到怎么样呢？"农民想了一下，猛然醒悟，对呀！被朱丹溪踢了一脚，真的能站起来了！原来这一脚是在替他治伤的啊。于是农民赶紧连连赔罪。

朱丹溪又替他检查了一遍伤势，然后用药替他敷贴。当他看见农民流了不少的血后，他又把随身携带的阿胶送给他，要他用蜂蜜一并熬煮服用。就这样，没过几天，农民的伤势果然痊愈了。

第三篇
成语中的经典
中医小故事

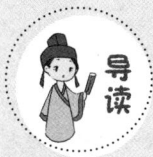

导读

每一个成语后面都有一个小故事，下面我们来看看那些属于中医的经典小故事吧！

第一节　病入膏肓

　　相传有一次，晋国的君主晋景公生病了，他先是请来了一帮装神弄鬼的巫医替他治疗，结果病情反而更加严重了。于是，他又派人到秦国去求医。后来，秦国派了一位名叫医缓的医生去给他治病。

听说他找了个很厉害的医生来抓我们！！我们快点找个地方躲起来吧！

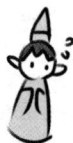

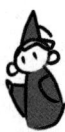

咦！我听说有个地方叫"膏肓"，去到那里，便再也不能杀死我们啦！

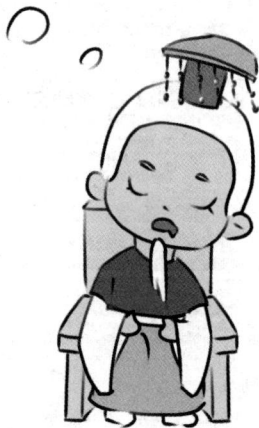

就在医缓还在来晋国的路上时，晋景公做了个梦，梦见从他的病中跳出两个小人。其中一个说："医缓是医术高明的医生，比之前那些巫医厉害多了，他肯定会抓住我们的，我们该往哪里躲避呢？"另一个回答说："到心的下面、膈的上面，那个叫作'膏肓'的地方去吧，看他能把我们怎么样？"后来，医缓到了晋国，给晋景公辨证后为难地说："您得的这病已经不能治了！因为病在膏肓，不能采取攻伐的治法，而药物也不能到达那里发挥药效。"

　　后来，人们常用"病入膏肓"来形容病情严重，难以医治。这句话进一步引申时还用来形容一个人犯错误到了不可挽救的地步。

第二节　起死回生

　　有一次，扁鹊路过虢国，看见全国上下都在举行祈祷，一打听，得知是虢太子死了。太子的侍从告诉他，虢太子是在清晨鸡鸣的时候突然死去的。

为什么大家都在祈祷，发生了什么事吗？

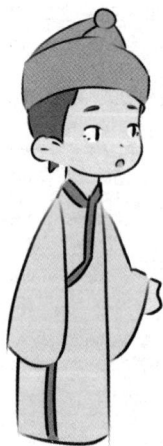

是呀！我们国家的太子去世了，大家都为他而伤心呢。

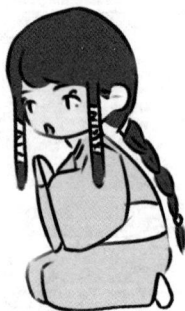

　　扁鹊听后忙问："太子已经掩埋了吗？"

　　侍从回答道："还没有。他死了还不到半日。"

扁鹊请求进去看看，还说虢太子也许还有生还的希望。侍从睁大了眼睛，疑惑地说："先生，您不会是在和我开玩笑吧！我只听说上古时候的名医俞跗有起死回生的本领，如果你能像他那样还差不多。要不然，就连小孩子也不会相信的。"

扁鹊见侍从不相信自己，很是着急，于是他灵机一动，说："你要是不相信我的话，那么，你现在再去看看太子，他的鼻翼肯定还在扇动，他的大腿内侧肯定还是温暖的呢。"

侍从听后半信半疑地将这话告诉了国君。国君十分诧异，赶忙把扁鹊迎进宫中，然后痛哭流涕地说："久闻您医术高明，今日有幸得到您的帮助，不然，我儿子的命就难保了。"

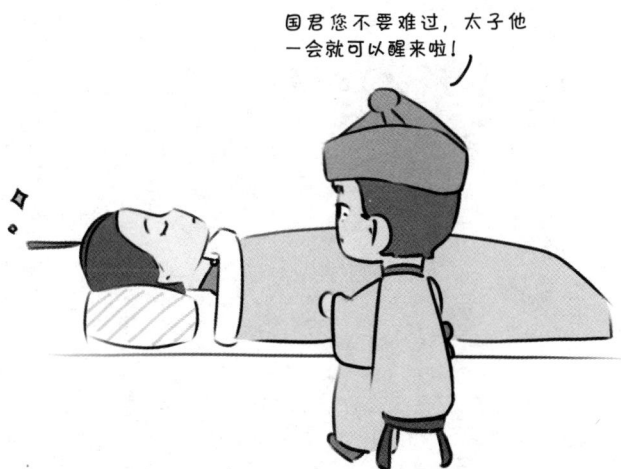

国君您不要难过，太子他一会就可以醒来啦！

扁鹊一面安慰国君，一面让徒弟子阳磨制石针，待石针磨好了，他用针刺太子头顶上的百会穴。一会儿，太子就渐渐苏醒过来，扁鹊又让弟子子豹用药物灸病人的两胁，没过多久，太子又能慢慢地坐起来了！最后，又经过中药的进一步调理，太子二十来天就康复如初了。

这事很快就传遍了全国各地，从此扁鹊走到哪里，哪里就会有人说："他就是那位能使死人复活的医生啊！"扁鹊听了，谦逊地笑着说："我哪里能使死人生还呢，太子患的是'尸厥'证，本来就没有死，我只不过是使他苏醒过来罢了。"

后来，人们就用"起死回生"这个词语来形容医生的高超技艺。有些病人为了感谢医生，还会送上一块"扁鹊再世"的横匾，也是在颂扬医生的医技高超。

第三节　对症下药

　　华佗是东汉名医。有一次，府吏倪寻和李延两人都患了头痛发热，他们一起去请华佗诊治。

　　华佗经过仔细地望色、诊脉后，开出两个不同的处方，交给病人取药回家煎服。两位病人一看处方，给倪寻开的是泻药，而给李延开的却是解表发散药。他们想："我俩患的是同一症状，为什么开的药方却不同呢，是不是华佗弄错了？"于是，他们向华佗请教。

咦！我们二人的药方
是完全不同的呢？

对哦！但明明我们生
的是同一种病呀。

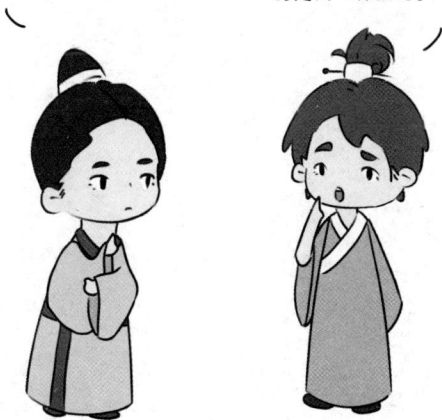

华佗解释道："倪寻的病是由于饮食过多引起的，病的根源在内部，所以应当服用泻药，将肚子里堆积的废物排泄出去，这样病才会好；而李延的病则是由于受凉感冒引起的，病的根源在外部，所以应当服用解表药，把风寒的邪气随汗散出去，头痛也就好了。"这两人听了以后十分信服，便回家将药熬好服下，果然很快都痊愈了。

我国的中医强调辨证治疗，即使是病情的症状相同，但如果引发疾病的原因不同，那么治疗的方法也会不一样的。后来，人们常用"对症下药"这个成语比喻针对不同情况，采取不同的方法处理问题。

第四节　讳疾忌医

　　有一次，扁鹊到了齐国，齐国国君田午热情地招待了他。扁鹊见到田午后，观察了一番，然后认真地对他说："目前，您的肌肤表面有疾病，如果不治，会发展蔓延下去。"可是国君田午是个很自信的人，他听了以后不以为意地说："我没有病。"待扁鹊退下后，他便对旁人说："医生就是喜欢治疗没有病的人，这样就可以炫耀自己的本领了。我不相信我得了疾病！"

国君，我发现您的肌肤表面有疾病，请让我为您医治吧！

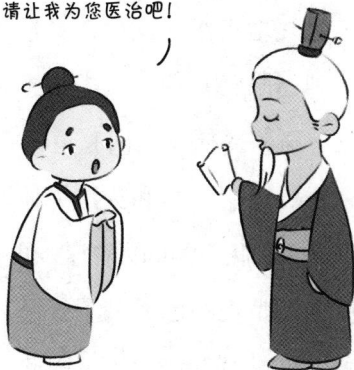

不，我没有患病。

过了五天，扁鹊又去见田午，观察了一番说："您的病现在到了血脉，不治恐怕又要加重了！"田午脸上显露出厌烦和不高兴的神色说："我没有得病！"

五天后

国君，您的病已经来到了血脉，真的需要治疗了！

哼，我说过了，我根本没有得任何病。

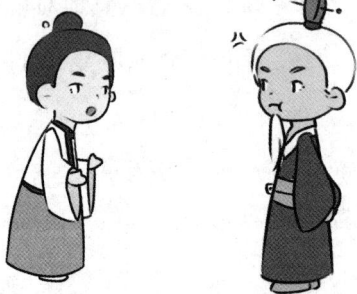

又过了五天，扁鹊再一次向田午提出忠告："您的病现已经深入到肠胃，如果再不治疗，就真的无药可救了！"但是田午听了，竟然一甩袖子生气地走了。此后，又过了五天，扁鹊又见到国君田午，刚看到一眼转身便走。田午感到很纳闷，于是派人追上去询问缘故。扁鹊摇摇头，回答道："开始的时候，国君的病仅在肌肤上，我可以用汤药和灸法为他治疗；后来他的病到了血脉之中，我用针刺法也可以治疗；再后来到了肠胃，我用药酒也可以治疗。但是现在已经到了骨髓，即使是传说中掌管生死簿的神仙来了也没有办法治了。因此，我不敢主动请求医治了。"

又五天

您的病已经到了肠胃，这样下去就真的无药可救了……

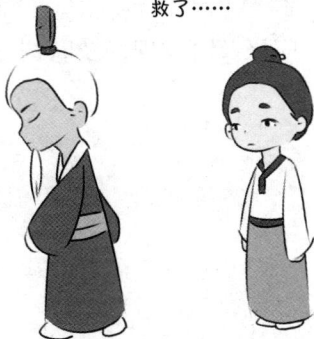

五天以后，国君田午果然感到浑身不舒服，他的病情很快加重了。这时，他想起了扁鹊，赶忙派人去找，哪知道扁鹊早就已经找了个借口离开了。没过几天，田午便病死了。

后来

咳……咳咳咳……
快，快找人去请扁鹊。

可，可是国君，扁鹊他早就已经离开了我们国家，怕是很难找到他了。

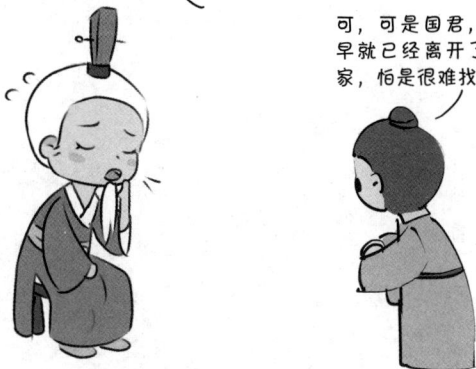

中医学认为："病不许治者，病必不治，治之无功矣。"这个成语故事告诉我们一个道理：有了疾病，应该积极治疗，如果讳疾忌医，到头来只会害了自己。对待工作、学习中的缺点和错误也是一样的，应该及时发现，及时纠正。

第五节　因势利导

在《史记·孙子吴起列传》记载了这样一个故事：战国时期，齐国有位名叫孙膑的大将，他用兵如神，能够运筹帷幄，决胜千里。当时，魏国正在进攻韩国，韩向齐国请求援助，齐国便派田忌为将军，孙膑为军师，率领军队进攻魏国。

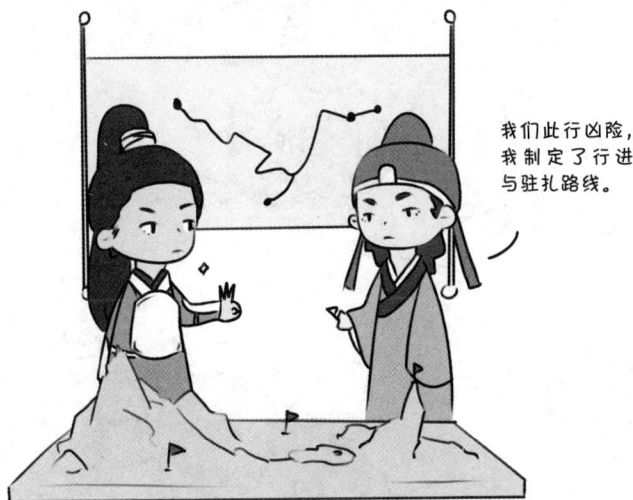

我们此行凶险，我制定了行进与驻扎路线。

在战斗中，孙膑利用敌人骄傲狂妄、轻视齐军的心理，向田忌献策道："善战者，因其势而利导之。"他建议用每天逐渐减少军中灶台的计策，将自己的军队伪装成战败逃跑的样子，以此来引诱敌人进攻。田忌采纳了孙膑的计策。骄傲的魏军果然中计了，他们的军队大摇大摆地尾随着齐军进入一个叫马陵的险恶地带。这时，早已埋伏好的齐兵万箭齐发，一举歼灭魏军。

我突然想到一个好点子，不如我们来和魏国军队演场好戏。

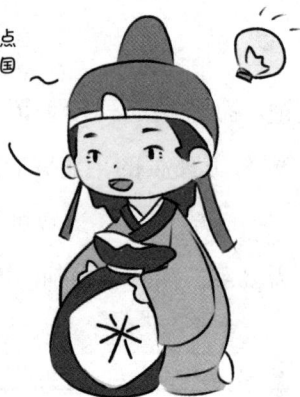

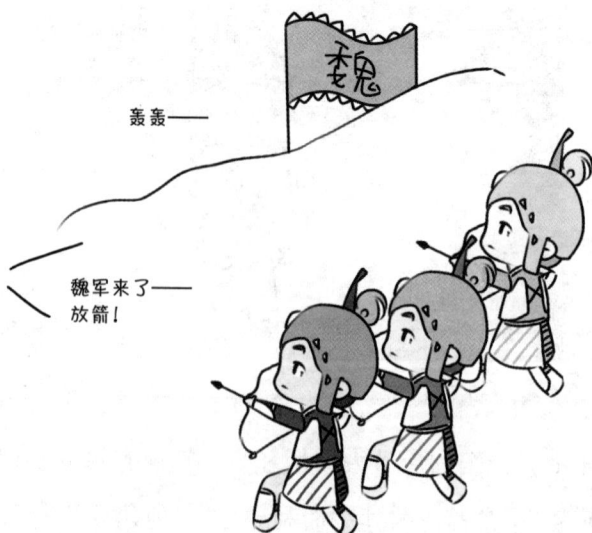

魏

轰轰——

魏军来了——
放箭！

这便是历史上有名的"马陵之战"。

在这场战役中，孙膑利用了敌人的骄傲心理，引诱敌军上当，最后取得了战役的胜利。在中医里面也很强调因势利导，它要求医生能够根据患者体质、病位等因素来有针对性地治疗。

早在中医古籍《黄帝内经》中就有"因其轻而扬之；因其重而减之；因其衰而彰之""其高者，因而越之；其下者，引而竭之"等治疗法则。这里的"轻""重""衰""高""下"等都是疾病的"势"，而根据各种不同的情况采取相应的治疗措施，就是"因势利导"的体现。如果疾病在上部较轻浅的，就建议用轻扬宣散的方法，清代医家吴鞠通就常选用质地较轻、气味较薄的药，即"治上焦如羽，非轻不举"的治法。古人还根据"其高者，因而越之"的法则，创立吐法，主张服盐汤或用鹅毛刺激喉管的方法来引起病人呕吐，从而使病邪从上面出来。再如，在夏天和秋天，如果不小心吃了腐败不干净的食物，引起了腹泻腹痛，医生也常常会因势利导，让病人继续排泄干净，这样腹痛、腹泻就会逐渐好转。如果这个时候选用止泻药，逆着病势，反而有可能加重病情。

孙膑讲的虽然是兵法，但与中医治病原理相通。难怪清代名医徐灵胎说"用药如用兵"。他甚至还说："孙武子十三篇，治病之法尽之矣。"徐灵胎认为中医的治疗思想贯穿在《孙子兵法》中，这话很有道理呢！

第六节　因地制宜

　　因地制宜，是指根据不同地域的具体情况，制定与之相应的措施。这个成语出自《吴越春秋·阖闾内传》：春秋末年，伍子胥逃到了吴国，吴王很器重他。有一次，吴王向伍子胥询问有什么办法能够使吴国强盛起来。伍子胥说："要想使国家富强，应该由近及远，按计划分步骤地做。首先要修好城市的防御工事，把城墙筑得既高又坚实；其次应加强战备，充实武库，同时还要发展农业，增加国家的粮食储备，保证打仗时军队有充足的粮草。"吴王听了高兴地说："你说得很对！修筑城防，充实武库，发展农业，都应该因地制宜，不利用自然条件是办不好的。"后来，这种"因地制宜"的措施果然使吴国很快强盛起来。

　　无独有偶，在十八世纪，法国的启蒙思想家孟德斯鸠也提出过一项因地制宜治理国家的政策，也就是"地理环境决定论"。他认为土地膏腴、物产丰富会使人因生活富裕而柔弱怠惰、贪生怕死，这些地区的国家通常是"单人统治的政体"；而土地贫瘠和崎岖难行的多山国家，则人民通常勤奋耐劳，生活俭朴，勇敢善战，他们不易被征服，常是"数人统治的政体"。

他建议立法者考虑不同的地理环境、气候因素来制定恰当的法律。

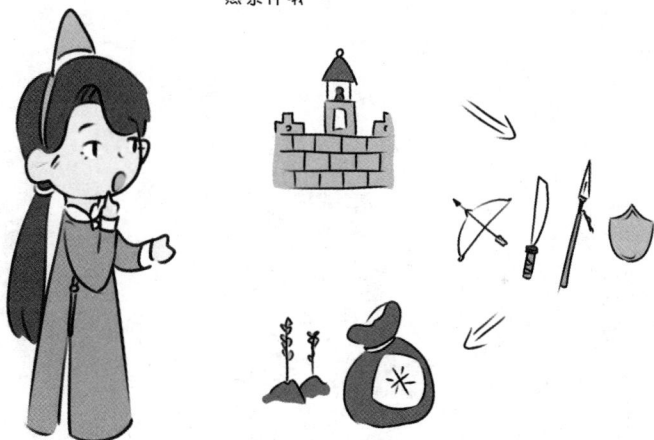

要富强国家，下面几样是不可缺少的。但更重要的是，要"因地制宜"好好利用自然条件哦～

　　中医也强调因地制宜来治疗疾病。因为不同的地区引起的疾病各不相同。在西北高原地区，气候寒冷，干燥少雨，那里的人们依山陵而居住，常年生活在凛冽的寒风中。他们主要以牛羊乳汁和动物骨肉为食，所以体格健壮，不容易受到外界病邪的侵入，他们的病因大多是内伤；而在东南地区，由于草原沼泽较多，地势低洼，加上又温热多雨，人们的皮肤黝黑，腠理疏松，常常容易患上痈疡。因此，医生在治病的时候应该根据病人生活的地域不同，区别用药。如果是外感风寒，那么对于西北严寒地区的病人，应该用较重的辛温发散药物；而东南地区，应该用较轻的辛温发散药物，这就是因地制宜法在中医学上的具体应用。

　　在《黄帝内经》中专门有《异法方宜论篇》，里面讨论了不同地域的人们比较容易得的病，以及病变和治法特点等等。由此可见，古代中医学家十分重视因地制宜治疗疾病。

第七节　防微杜渐

在《后汉书·丁鸿列传》中记载了这样一则故事：东汉和帝即位时仅十四岁，由于他年幼，所以当时由窦太后执政，因此，权力实际上是落入了窦太后的兄弟窦宪等人的手中。他们为所欲为，密谋篡权。司徒丁鸿见到这种情况后，就上书给和帝，建议趁窦氏兄弟的羽翼还没有丰满之时，应该及早加以制止，以防后患。他在奏章里说："如果'杜渐防萌'，那么敌人就可以消灭。任何事情，在开始有萌芽时最容易制止，如果等到它发展壮大后再去消除，就会十分困难。"

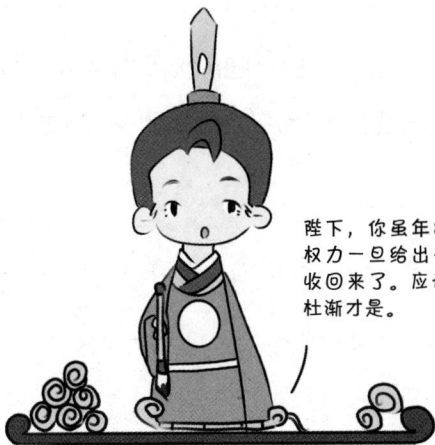

陛下，你虽年幼，但这权力一旦给出去就不好收回来了。应该要防微杜渐才是。

和帝听后采纳了司徒丁鸿的意见，并且任命他为太尉兼卫尉，从此进驻南北二宫，同时罢掉了窦宪的官职。窦宪兄弟知道罪责难逃，便都自杀了，一场可能发生的宫廷政变就这样被消除了。

　　在医学上，防微杜渐主要体现了预防为主的原则。中医十分重视早期诊治疾病。在《黄帝内经》中记载："善治者治皮毛，其次治肌肤，其次治筋脉，其次治六腑，其次治五脏"，意思是说任何疾病都会有一个由浅入深的发展过程，高明的医生应该趁疾病轻浅的时候进行治疗，如果疾病已经发展到了严重的地步，就会变得非常棘手。在《黄帝内经》中还有一个非常生动的比喻："得了病再吃药，有动乱了再去制止，就如同渴了再去挖井一样，已经晚了！"因此，在中医里通常把一个医生是否能对疾病做出早期诊断和治疗当作判断这个医生医技是否高明的标准，因此，有"上工治未病"的说法。上工指高明的医生。

　　这个成语故事启示我们：隐患要及时清除，以免酿生更大的祸端；疾病应该及早治疗，以免给身体带来更大的伤害。

第八节　杯弓蛇影

据《晋书·乐广传》记载，有一次，乐广宴请宾客，大厅中觥筹交错，非常热闹。大家猜拳行令，饮酒作乐。有一位客人正要举杯痛饮，无意中瞥见了他的杯中好像有一条游动的小蛇，但是碍于众多客人的情面，他还是硬着头皮把酒喝下了。从此以后，他整天忧心忡忡，总是觉得有一条蛇在他的腹中蠢蠢欲动，因此，整天恶心欲吐，最后竟然卧床不起了。

乐广听说了他的病情后，想起在他家的墙上挂着一张弯弓，于是猜测这位朋友所说的蛇肯定是倒映在酒杯中的弓的影子。于是，他再次把客人请到家中，邀朋友举杯，那人刚刚举起杯子，墙上弯弓的影子就倒映在杯中，像一条游动的小蛇，客人惊得目瞪口呆，乐广这才把事情的原委告诉了他，这时客人的疑团才解开，就像压在心头上的大石头被搬掉了一样，他的病也随之痊愈。

乐广称得上是一位"良医"，他懂得怎样去除病人的心病。中医称乐广的这种方法为"祝由"。而王冰将祝由解释为"祝说病由"，意思是向病人解释病因，让病人打消顾虑，有些病不用药也能自愈。

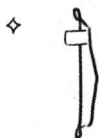

蛇！又有蛇！

嗨呀！你抬头向后看，那只是弓在水中的倒影啦～

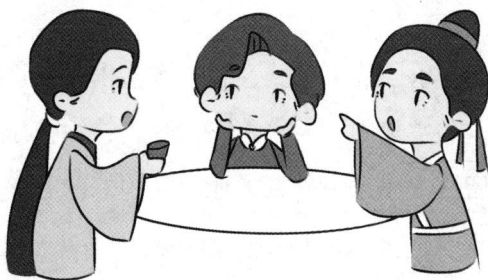

　　如果病人对认定的病因坚信不疑，医生百般劝说无效，这时不妨先依从病人，再设法打消病人的顾虑。金元时期的著名医家张子和也有类似经验。有一位病人诉说她在吃饭时误吞下了一条虫子，别人怎么对她解释也没有办法。她总觉虫子在肚子里作乱而整天不得安宁。病人的家属请求张子和为她诊治，张子和开出一帖催吐的药方，声称病人服药后虫子会从口中吐出，而张子和又暗中告诉病人的贴身丫鬟，要她趁主人呕吐之时放入一根红丝线到呕吐物中，骗她说虫已经吐出来了。丫鬟依计行事，病人看见吐出来的东西里面果然有一条虫子，从此就不再有疑心了，心胸也舒畅了很多。

第四篇

中药故事

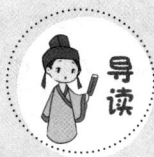

中医药文化源远流长，中医宝藏蕴藏极其丰富，很多中药的名称由来都有一个民间传说，中药的命名也颇有诗意。下面来看一下这些中医药的小故事吧。

第一节 "威灵仙"的故事

从前有座威灵寺，寺里有位老和尚，他因为专治风湿痹病、骨渣子卡喉等病而非常有名。老和尚在治病时，总是先焚香念咒，再将香灰倒入一碗水中让病人喝下。说来也怪，病人喝下香灰水后，病痛就会减轻。老和尚说，这是老佛爷施法救的。因此，他不但得了不少香火钱，还得到了人们的信任，都说威灵寺的佛爷有求必应，老和尚是"赛神仙"。

其实，老和尚那盛香灰的碗里放的不是一般的茶水，而是一种专治风湿痛、骨渣子卡喉的草药药汤。老和尚每天让一个小和尚在密室里煎这种药，这个小和尚每天除了煎药外，还得烧火做饭、打扫院子等，但老和尚还经常打骂他。

小和尚有气难出，便想了一个捉弄老和尚的办法。有一天，有个猎人的儿子被兽骨卡住了喉咙，猎人抱着儿子来威灵寺找老和尚治病。小和尚在煎药时，故意换上根本不能治病的野草。因此，小孩喝了药汤便丝毫不见效果，兽骨渣仍然卡在喉咙里，被憋得脸色发青，哭不出声来。老和尚一看，急得浑身冒汗，生怕当场出丑，便对猎人说："你身上不干净，冒犯了佛爷。去吧，佛爷不想救你孩子了！"

这碗水被老佛爷保佑了，喝下便能治愈疾病了。

哼，明明是我煎的药，想个法子捉弄下他！

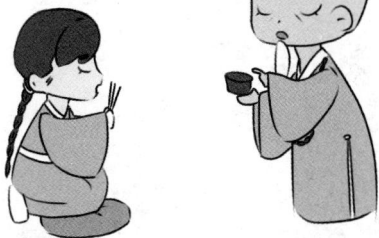

当猎人抱着儿子走出大殿时，小和尚端着一碗药汤从后门追上说："佛爷不灵，吃我的药吧。"小孩喝下药汤，不一会儿，兽骨便化了，小孩得救了。从此，老和尚的香灰水不能治病的消息便传开了，而求小和尚治病的人却越来越多了。人们都说，威灵寺前门的香灰水不治病，后门的药汤倒是治病。

等一下，请喝这个吧，它一定可以帮到你。

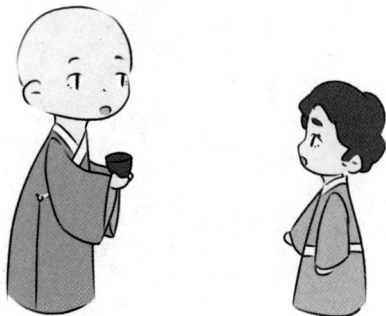

后来，这个小和尚做了威灵寺的住持。他大面积种植这种专治风湿和化骨渣子的草药，凡是到威灵寺求医的，小和尚都分文不收。由于这种草药出自威灵寺，治病又像仙草一样灵验，所以大家都叫它"威灵仙"。

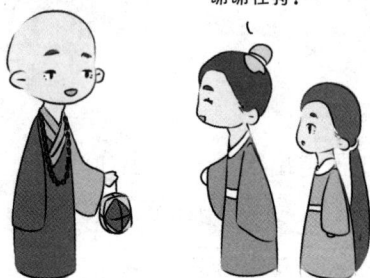

来，这包是你的药，愿你快快好起来。

谢谢住持！

威灵仙其实是毛茛科植物威灵仙的干燥根及根茎。它性温，味辛、咸，具有祛风湿，通经络，消痰涎，散癖积的功效；主治痛风，顽痹，腰膝冷痛，脚气，疟疾，破伤风，扁桃体炎，诸骨鲠咽等病。

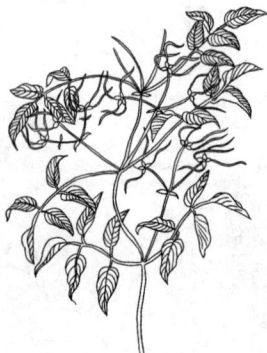

第二节 "何首乌"的故事

何首乌原本是一个人的名字。据说在唐朝，有一个叫何田的小伙子，从小体弱多病，骨瘦如柴。有一天，他走到一座道观前，由于腹中饥饿而体力不支，晕倒在地。后来，他被道士救下，于是拜道士为师，精心修炼道术，潜心钻研，身体也逐渐强健起来。一晃三十年过去了，这时何田已经五十多岁了，但他一直没有娶妻生子。

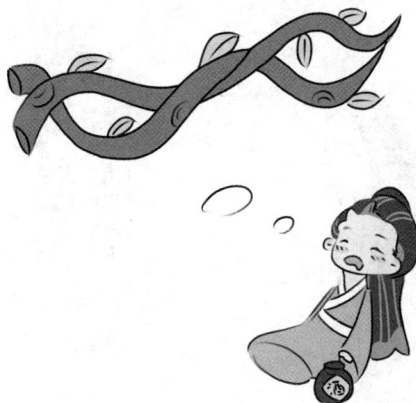

有一天，他与朋友们相聚，由于多喝了几杯，结果在回来的小路上醉卧不醒。朦胧中他好像看见两株三尺余长的藤蔓，相互交织在一起，久久不散，散后不久，再度相交，如此往复

不止。看到这番情景，他的心中感到很诧异，顿时酒醒了大半，他发现自己躺在路边的藤蔓下，于是好奇地挖出了藤蔓下的根。这个根形状很奇怪，他拿回去请教观里的道士们，结果谁都不知是什么植物。

有一天，何田上山时偶遇到山中的一位长发老人，只见他步履快捷，耳聪目明，须发乌黑。何田便向老者请教这是什么植物，还将他那天做的梦告诉了老人。老人说道："此为夜交之藤，似有龙凤呈祥之兆，这是上天降给你的祥瑞，赐给你的神药，不妨服用试试。"说完就不见了。

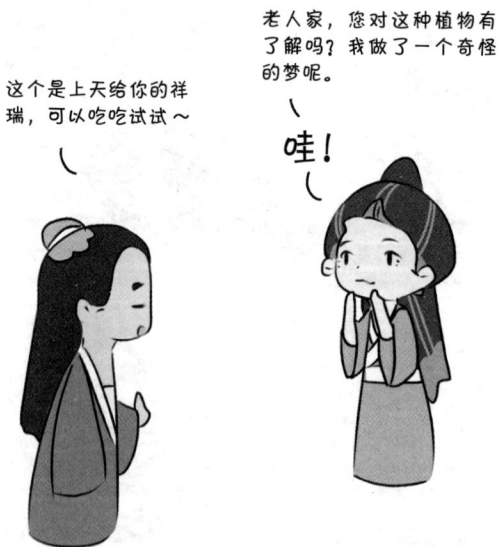

何田回去后就将这种树根晒干，炮制后研磨成粉，每天服用。过了一段时间后，何田感觉身体日渐强壮，服用了一年多后，何田的须发变得乌黑，容颜润泽，红光满面，就像返老还

童了一样。后来，他在花甲之年娶了一位妙龄之女为妻，还生下一儿一女。何田于是将名字改为能嗣，并将这种药的服用方法传授给了儿子延秀，儿子又传给了孙子何首乌。首乌服用了这种药后，须发乌黑至年老不变，他体质强健，子孙满堂，直到一百三十岁时，仍须发未白，乌黑油亮。

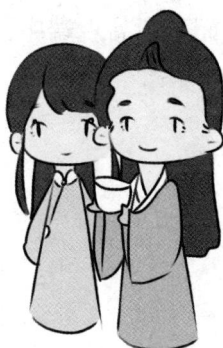

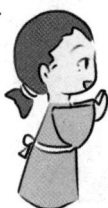

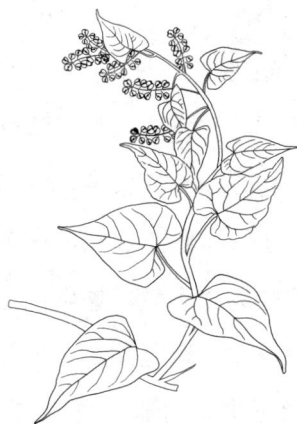

第三节 "女贞子"的故事

相传在秦汉时期，某地有个员外，他的女儿十六，不但长得窈窕动人，而且还品貌端庄，女工及琴棋书画样样在行。员外将她视为掌上明珠，而登门求亲的人也络绎不绝。

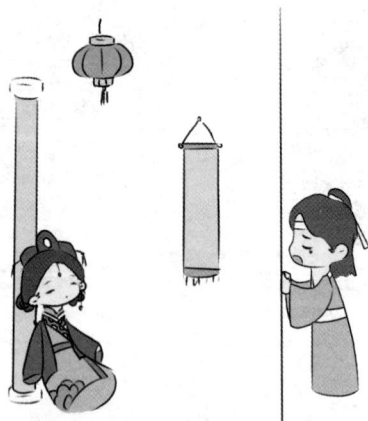

但是这个员外贪图荣华富贵，最后将女儿许配给了丁县令的儿子，想要借此升官发财，光宗耀祖。谁知这员外的女儿却是一个秉性刚烈的女子，她瞧不起纨绔子弟，视金钱和权势如粪土。她私下早与府中的一个教书先生订下了终身，于是任凭父亲花言巧语，软硬兼施，也至死不从。等到逼嫁的那天，姑娘便含恨撞死在了闺房中。而那位教书先生也因此忧郁成疾，终日茶饭不思，卧床不起，最后被员外逐出了府外。

很多年后的一个秋天，教书先生对姑娘的思念之情越来越深，于是他硬撑着有病的身体，来到姑娘的坟前凭吊。他看见坟上长了一棵枝叶繁茂的小树，结着乌黑发亮的果实。先生仔细观察了树影，就好像他日思夜想的那位姑娘，她淡妆素裹，亭亭玉立。先生颤抖着干枯的双手，抚摸着树干，流下痛苦的眼泪，顷刻之间，枝叶婆娑有声，相继落下许多果实。先生弯腰捡了几枚果实放入口中，味道甘甜而微苦，直沁心脾，顿时精神一振，心潮澎湃。从此，先生每天都到坟前来，他精心培育着这棵树，等到树上结了果实，就摘下来充饥，以寄托哀思。天长日久，这棵树变得郁郁葱葱，生机盎然了，教书先生的病也日渐好转了。他过早变白了的头发也开始转黑，于是他百感交集地吟道："此树即尔兮，贞洁无瑕兮，干知吾心兮，叶乃吾衣兮，果好吾粮兮，影名吾身兮，相依为命兮，永不分离兮。"

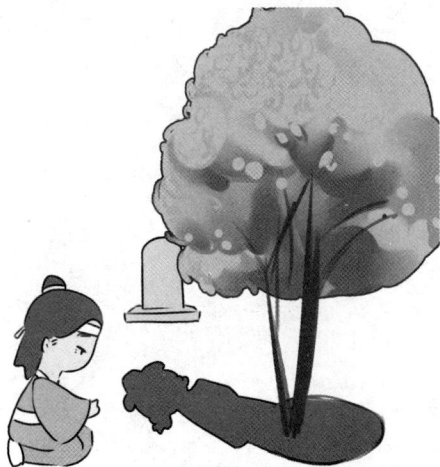

从此，人们为纪念这位执着追求纯真爱情的女子，将这种树上长的果子命名为"女贞子"。

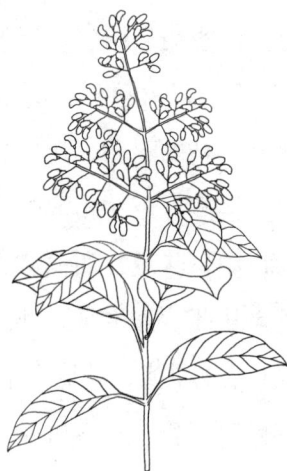

第四节 "益母草"的故事

传说，程咬金从小父亲就去世了，而他的母亲在生他时，又落下产后瘀血疼痛病。程咬金和母亲相依为命，只能靠编竹耙子挣钱来养家糊口。有一次，他听说邻村的一个药铺有专门治疗母亲病的药。于是，他为了治好母亲的病，一连几个晚上没睡觉，编了许多竹耙子，换了半两碎银子，程咬金从这家药铺买了两剂中药，给母亲服用后，病情果然好转了。

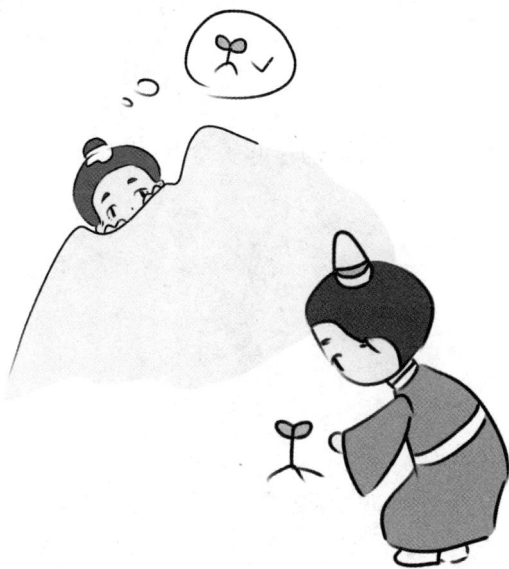

程咬金高兴极了，于是他又接连几个晚上没睡觉编竹耙子。可是当他换了钱，再跑去找那位郎中时，这位郎中却说这次买药得花三两银子。程咬金听后，心中非常气愤，但他灵机一动，说："我可以给你那么多钱，但是要等我娘的病好了，我再还你钱。"郎中同意了程咬金的要求。于是，程咬金在郎中采药时，悄悄地跟在后头，发现了郎中所采中药的样子。后来，程咬金自己采了中药，煎了汤给母亲治病，终于把母亲的病给治好了。

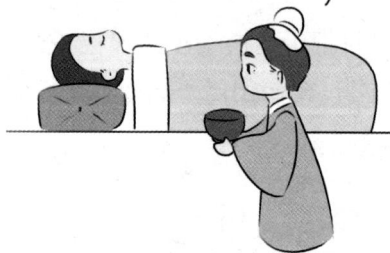

妈妈，药来了，对了，还有个好消息，我们以后再也不用买药草了。

此后，程咬金就给这药草起了个名字，叫"益母草"。

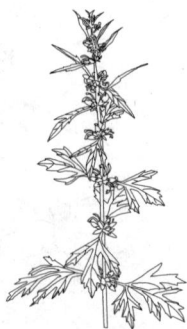

第五节 "麻黄"的故事

从前，有个挖药的老人，他无儿无女，只收了一个徒弟。可是这个徒弟才学会了一点皮毛，就看不起师傅了。有一次，他没有将卖药的钱交给师傅，而是自己偷偷花掉了。师傅知道了这件事情后，非常伤心，他对徒弟说："如今你的翅膀硬了，就另立门户吧。"徒弟满不在乎地说："行啊！"可是师傅还是不放心地对他说："有一种药，你不能随便卖给人吃。"徒弟问："什么药？""无叶草"，师傅说，"这种草的根和茎用处不同；发汗用茎，止汗用根，如果弄错了，就会害死人的，记住了吗？"徒弟说记住了，然后还背了一遍，不过他并没有把师傅的告诫放在心上。

你一定要记住，有一种无叶草，如果使用不当会害死人的！

嗯嗯嗯，我记得了。

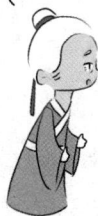

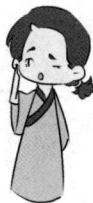

从此，师徒二人便各自卖药了。由于师傅不在眼前，徒弟的胆子更大了，他认识的药不多，却什么病都敢治。没过几天，他就用无叶草治死了一个病人。死者家属哪肯善罢甘休，当场就抓住他去见县官。县官问他是跟谁学的医，徒弟只好说出了师傅的名字。于是县官命人把师傅找来，质问他是怎么教徒弟的。师傅听后，让徒弟再背一遍他教的口诀，徒弟背道："发汗用茎，止汗用根，一朝弄错，就会死人。"县官听后问道："病人有汗无汗？"徒弟答道："浑身出虚汗。""你用的什么药？""无叶草的茎。"县官怒斥道："简直是胡治！病人出虚汗你还用发汗的药，这怎么能不治死人？"说罢，县官命人打了徒弟四十大板，并判他坐了三年大狱。

你还记得我教你的口诀吗？

是，发汗用茎，止汗用根，可我还是用错了。

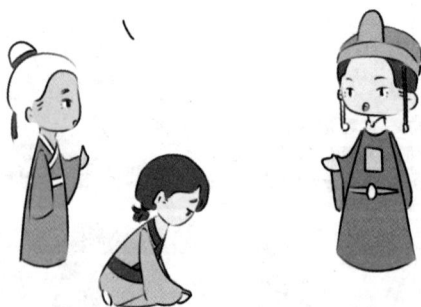

将病人生命当作儿戏是绝对不行的，判你入大狱三年。

徒弟在监狱的三年中，逐渐认识到自己的错误，他出狱后找到了师傅，向他承认了错误，并表示要痛改前非。师傅原谅了他，并将自己的医术传授给了他。从此，这个徒弟每当用到"无叶草"时就会十分小心，因为他知道这种草曾经惹出多大的祸。他还给这种草起了个名字叫作"麻烦草"，后来又因为这种草的根是黄色的，所以就改叫"麻黄"了。

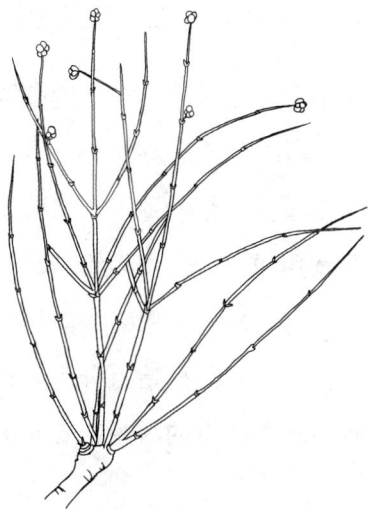

第六节 "车前草"的故事

车前草又叫牛甜草、医马草、车轱辘菜,最初是一种无人关注的野草。相传,西汉名将霍去病在一次抗击匈奴的战争中,被匈奴围困在了一个荒无人烟的地方。当时正是六月,天气炎热,军中的粮草都快用尽了。将士们纷纷病倒,这其中有许多人出现了小便淋漓不尽,尿赤、尿痛,而且他们脸上都出现了浮肿的情况。霍将军对军中的病情万分焦急,而就在此时,将军细心的马夫发现,军中所有的战马都安然无恙,于是他将观

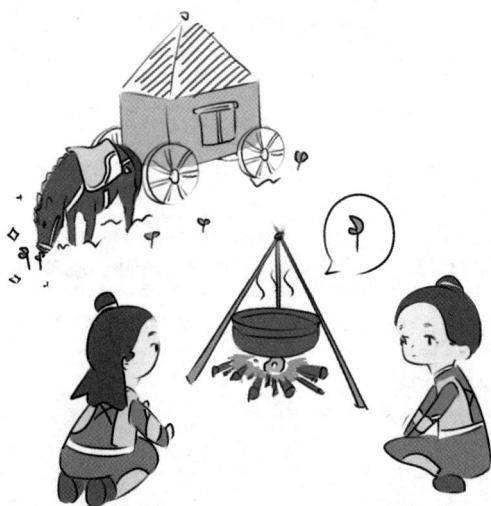

察的结果报告给了霍将军。经过调查，原来这些战马都吃了一种长在战车前面的野草。霍将军立即命令将士们也用这种野草煎汤喝，于是奇迹出现了，将士们在喝了这种野草汤以后，所有的症状都慢慢减轻消失了。痊愈后的士兵们个个英勇奋战，最终打败了匈奴，取得了这次战斗的胜利。而这种生长在停放的战车前面的野草，后来就被称为车前草。

车前草治病救人的美名从此就传扬开了。经过历代名医发掘整理，车前草成为一味利水消肿、排石通淋的良药。

第七节 "当归"的故事

　　古时候，有个叫王福的青年，他勤劳善良，靠采药与母亲相依为生。在离他家几百里外有一座高山，据说山上长了很多神奇的药草，但由于山高路险，又有毒蛇猛兽，所以很少有人敢上山采药。王福从小就对这座山充满好奇，现在他长大了，认为自己身强力壮，可以上山去一探究竟。于是他征求母亲意见，他的母亲听后，不想让儿子去冒险，但又怕儿子不听劝，于是便建议他娶了亲，成了家再去。王福遵照母亲意思，娶了

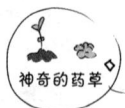

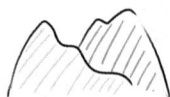

神奇的药草

这是我从小的梦想！
现在我要去完成它啦！

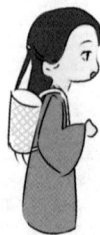

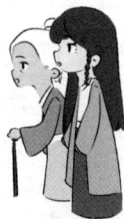

妻成了家。但结婚以后，他还是念念不忘进山之愿望。最后，他还是对妻子说出了自己的想法，然后他依依不舍地对妻子说："如果我三年以后还没有回来，你就可以再嫁给别人了。"说完第二天王福就上山了。

他的母亲日盼夜望，但是转眼三年就过去了，儿子仍然没有回来，母亲估计儿子肯定遭遇不测了。于是他遵照儿子的嘱咐，劝媳妇改嫁。可谁知道就在媳妇改嫁不到半个月时，王福却背着满满的名贵药材回来了。当王福看到妻子已经改嫁后，心中非常难过。他指着药材说："我原来是打算卖掉这些药材，给你买衣物首饰的。但你现在已经改嫁了，那我就把这些药材都送给你吧。"说完，两人抱头痛哭。改嫁的妻子悲痛不已，忧郁成疾，月事不调，骨瘦如柴。后来，她吃了王福带回来的药材，结果月经通调，日益康复了。

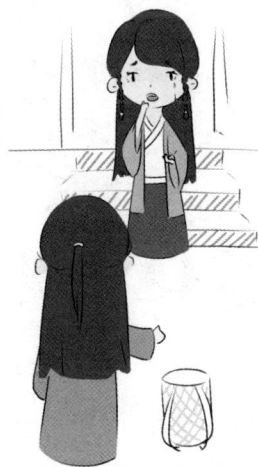

这些是从山上带回来的，我把它们送给你。

从此，后人便摘取唐诗中"正当归时又不归"的"当归"两字，做了这种药材的名称。

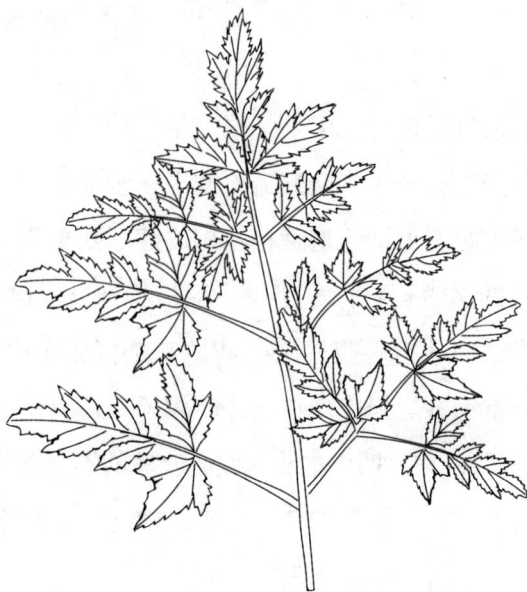

第八节 "柴胡"的故事

　　唐代有个胡进士，他家有个长工叫二慢。有一年的秋天，二慢得了瘟病，胡进士怕他把病传染给家里的人，于是就把他给辞退了。被辞退的二慢来到水塘边，又渴又饿，浑身无力，只能就地挖了些草根吃。结果一吃就是七天，他周围的草根都被他挖完了。这时，二慢试着站起身，他竟然发现自己身上有劲了。而且从此以后，二慢再也没有得过瘟病。

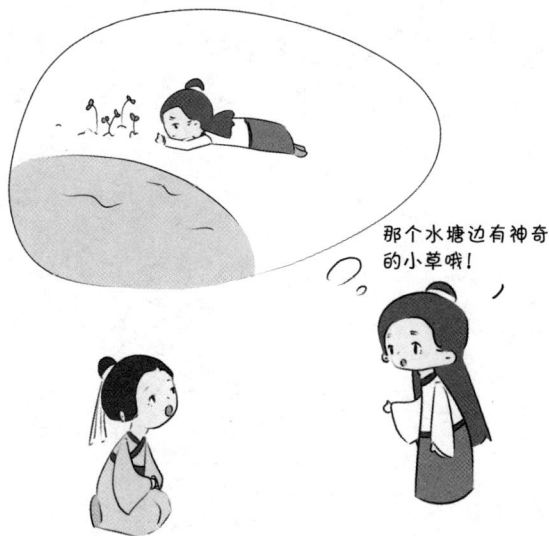

那个水塘边有神奇的小草哦！

后来，胡进士的儿子也得了瘟病。他请了许多医生，都没有治好。这时，他听说之前二慢得的瘟病就好了，于是他把二慢请来，询问了治病的药方。胡进士听后急忙命人按照二慢的描述，去水塘边挖来草根，然后洗净煎了汤。他同样也给儿子一连喝了几天这种汤药，结果病真的慢慢好了。胡进士很高兴，他看这种草药原来是当柴烧的，而自己又姓胡，于是就叫它"柴胡"了。

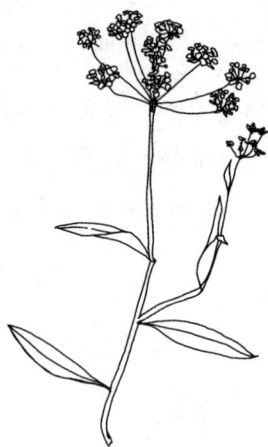

第九节 "金银花"的故事

传说很久以前，在一个偏僻的小村里，住着一对勤劳善良的夫妻。他们有一对双胞胎女孩，分别叫"金花"和"银花"。金花、银花在父母的呵护下茁壮成长，既聪明又懂事。她俩会在农忙时帮助父亲下田干活，在闲时跟母亲一起拈针绣花、织布纺纱。她们还自己学习医书，并且亲自上山采药，为乡亲们看病治病，因此，他们俩深受父母和乡亲们的喜欢。

金花！银花！你们又去采药啦！好厉害呀！

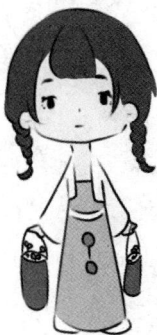

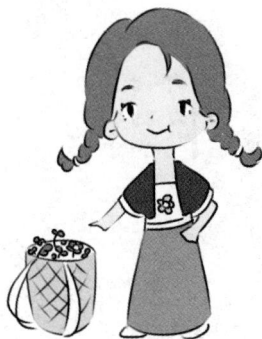

宝宝，你看这两个厉害姐姐，要向她们看齐哦～

有一年初夏，村子里突然流行起了一种不知名的怪病，得了这种病的人都会发高热，而且浑身上下起红斑或丘疹。时间一长就会卧床不起，昏迷不醒又胡言乱语，最后命丧黄泉。村里的郎中都束手无策，而外地的郎中也不敢来这个村子治病，眼看全村人只能等死了。就在这危急的关头，金花、银花挺身而出，她们主动要求外出去为乡亲们求医问药。而此时，她们的父母也不幸得了这种病，乡亲们都劝她俩不要去了，万一求医问药不成，都没有办法赶回来为父母送终。姐妹俩非常为难，而她们的父母却语重心长地说："去吧！好孩子！你们要尽快求得名医或好药回来，我们相信你们！"金花、银花含着泪花，立刻收拾好了行李，带上充足的干粮准备出发。乡亲们嘱咐她俩好好求医问药，乡亲们会轮流照顾两姐妹的父母。

爸，妈，我们这一走不知要多久，要照顾好自己呀！

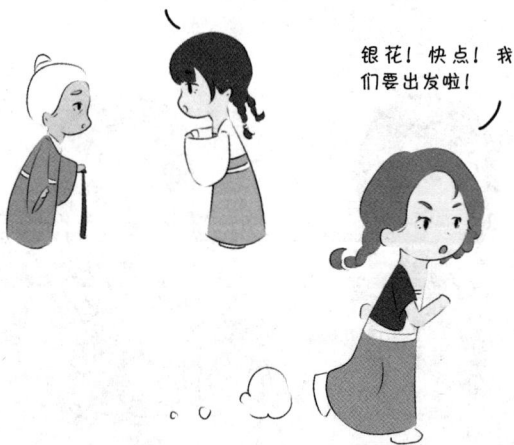

银花！快点！我们要出发啦！

姐妹俩一路寻求名医，但名医们不是对这种病一无所知，就是因为路途遥远而不愿前往治病。有一天，姐妹俩路过华山，在山上的一座古寺院中借宿，院中的一位老和尚问她们为何风尘仆仆，一脸愁容。姐妹俩把事情的经过告诉老和尚，老和尚听后非常感动，他指着窗外远方对她们说："离这里九十九里的地方有一座高山，在山脚下有一个草棚，棚内住着一位老郎中，你们去找他问问吧。"姐妹俩向老和尚道谢后立即赶往老郎中的住处。但到了以后发现草棚外围满了等候看病的村民。她们走进草棚，只见一位童颜白发、面容睿智的老者正在为一位奄奄一息的老农望、闻、问、切。姐妹俩心想这就是那位老郎中了，于是她们俩上前说明缘由。老郎中沉吟道："你们乡亲患的是热毒症……"说罢，他指着一屋子等着看病的村民，对姐妹俩说："我们这里也流行瘟疫了啊，我离不开。不过，我可以教你们一个方法，就是到丘陵、山谷和树林边采集一种初夏开的花。这种花是成对生在叶中的，刚开花时是白色，然后会变成黄色，黄白相映，冬天也不会凋零，所以它的名字叫'忍冬'。如果你们能采到它，就能治好你们乡亲的病。"老郎中又详细地说道："这种草药的茎往往缠绕着树木而生成，可以长到数尺高，通常是向左开始缠绕，中间是空的，分成很多棕褐色的枝条。它的花瓣是棒状且弯曲的，长二至三分，宽一至三分。花色有黄有白，而且有细密的毛。它的花冠是管状的，上部裂成五片，这种花闻着有淡淡的清香，尝一下会有一点苦的味道。"姐妹俩听后，拜谢了老郎中，赶忙四处采集，最终满载而归。

这种草药叫忍冬，丘陵、山谷、树林旁边都可以看到它。

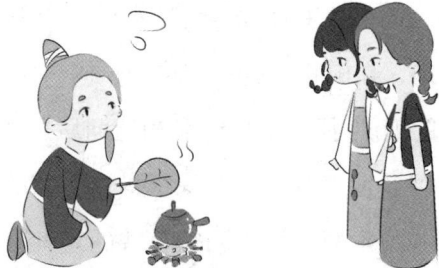

当她们赶回村子后，由于过度劳累都病倒了。但是姐妹俩还是坚持亲自用采来的草药煎汤给乡亲们服用，乡亲们服药后病情很快痊愈了。而她俩也在父母与乡亲们的呵护关怀下，逐渐恢复了精神。为了纪念姐妹俩的功绩，乡亲们便把这种不知名的草药叫作"金花银花"。后来，时间长了，大家便渐渐地把"金花银花"简称为"金银花"了。

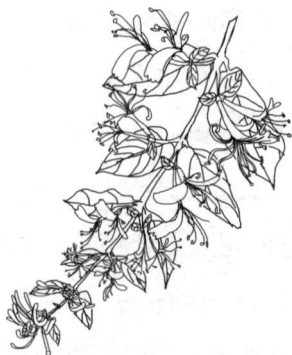